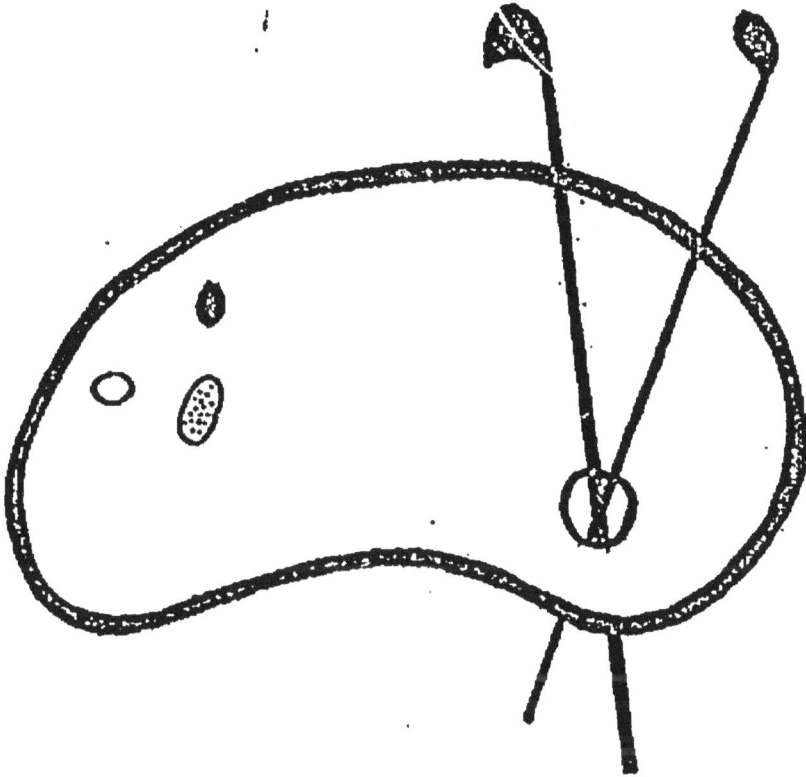

COUVERTURE SUPERIEURE ET INFERIEURE
EN COULEUR

DE

LA NOSTALGIE

ou

MAL DU PAYS

PAR

LE Dʳ A. BENOIST DE LA GRANDIÈRE

Officier de la Légion d'honneur
Officier d'académie, chevalier de l'ordre des Saints-Maurice et Lazare
Membre de plusieurs sociétés savantes
Ancien médecin de la marine

OUVRAGE RÉCOMPENSÉ PAR L'ACADÉMIE DE MÉDECINE

PARIS

ADRIEN DELAHAYE, LIBRAIRE-ÉDITEUR

PLACE DE L'ÉCOLE-DE-MÉDECINE

1873

A LA MÊME LIBRAIRIE

BOURNEVILLE. **Études cliniques et thermométriques sur les maladies du système nerveux.** 1 vol. in-8, accompagné de 40 figures dans le texte. 1872. 1er et 2e fascicules. Prix de chacun. . . 5 fr. 50

BOURNEVILLE et GUÉRARD. **De la sclérose en plaques disséminées.** 1 vol. in-8 de 240 pages avec 10 figures et une planche coloriée. 1869. Prix. . . . . 4 fr.

CHARCOT. **Leçons sur les maladies du système nerveux,** recueillies et publiées par le docteur BOURNEVILLE. 1 vol. in-8 avec figures et 8 planches coloriées. 1873.

DUFOUR (E.). **De l'encombrement des asiles d'aliénés,** étude sur l'augmentation toujours croissante de la population des asiles d'aliénés; ses causes, ses inconvénients, et des moyens d'y remédier. Mémoire couronné par la Société de médecine de Gand. In-8 de 107 pages. 2 fr.

GIRAUD. **Du délire dans le rhumatisme articulaire aigu.** In-8 de 110 pages. 1872. . . . . 2 fr.

GRIESINGER, professeur de clinique médicale et de médecine mentale à l'Université de Berlin. **Des maladies mentales et de leur traitement.** Ouvrage traduit de l'allemand sous les yeux de l'auteur par le docteur DOUMIC, accompagné de notes par M. le docteur BAILLARGER, médecin de la Salpêtrière, membre de l'Académie de médecine. 1 vol. in-8. Paris, 1868.. . . . . 9 fr.

HALLOPEAU. **Des accidents convulsifs dans les maladies de la moelle épinière.** In-8. 1871.. . . . . 2 fr.

LABORDE. **Le ramollissement et la congestion du cerveau principalement considérés chez le vieillard.** Étude clinique et pathogénique. 1 vol. in-8 de 420 pages, avec planche coloriée contenant 6 figures. Paris, 1866.. . . . . 6 fr.

LASSERRE. **Étude sur l'isolement considéré comme moyen de traitement dans la folie.** In-8 de 88 pages. . . . . 2 fr.

VILLARD. **Du hachisch.** Étude clinique, physiologique et thérapeutique. 1872. . . . . 2 fr.

DE
LA NOSTALGIE

ou

MAL DU PAYS

PUBLICATIONS DE L'AUTEUR

Relation médicale d'une traversée de Cochinchine en France à bord du navire-hôpital *la Saône*. — Thèse inaugurale soutenue devant la Faculté de médecine de Paris (1862).

Les expéditions françaises dans l'extrême Orient, ournal d'un chirurgien de marine (*Revue française,* 1864).

Les cours scientifiques publics (*Revue française,* 1864).

Compte rendu des travaux de la Société médicale du Panthéon pen dant l'année 1868.

Les ports de l'extrême Orient. Paris, 1869. 1 vol. in-12. (Armand Le Chevalier, éditeur.)

L'ambulance des sœurs de Saint-Joseph de Cluny, pendant le siége et la Commune, 1871 (J.-B. Baillière et Fils.)

PARIS. — IMP. SIMON RAÇON ET COMP., RUE D'ERFURTH,

DE

LA NOSTALGIE

OU

MAL DU PAYS

PAR

LE Dr A. BENOIST DE LA GRANDIERE

Officier de la Légion d'honneur
Officier d'académie, chevalier de l'ordre des Saints Maurice et Lazare
Membre de plusieurs sociétés savantes
Ancien médecin de la marine

OUVRAGE RÉCOMPENSÉ PAR L'ACADÉMIE DE MÉDECINE

PARIS

ADRIEN DELAHAYE, LIBRAIRE-ÉDITEUR

PLACE DE L'ÉCOLE-DE-MÉDECINE

1873

INTRODUCTION

L'homme n'est pas seulement sujet aux nombreuses maladies qui attaquent l'organisme ; il est encore exposé à toutes les souffrances de l'âme, qui présentent des variétés aussi infinies dans leurs symptômes et dans leurs effets que les passions et les sentiments dont elles dérivent : la nostalgie est de ce nombre.

Les poëtes et les moralistes de tous les âges et de tous les peuples ont essayé de peindre cet état de l'âme dont nous allons aborder l'étude. Quelle nation, en effet, n'a pas eu ses proscrits !

Disons dès à présent que la plupart ont confondu l'amour du pays et le regret qu'on a d'en être séparé, avec l'état morbide qui, dans certains cas, est le résultat de cet éloignement et qui constitue la nostalgie. Beaucoup de médecins sont aussi tombés dans cette erreur et ont emprunté à toutes les littératures une quantité de citations qui ne nous apprennent absolument rien sur l'état pathologique que nous devons décrire. Quelques-uns même ont confondu l'amour de la patrie avec l'amour du sol natal. Mais la patrie n'est pas seulement la terre qui nous a vus naître, et où reposent les cendres de nos ancêtres; c'est aussi l'ensemble des hommes qui ont partagé nos joies et nos peines, nos triomphes et nos revers, et qui nous sont unis par des passions communes. Nos bras, notre cœur, notre sang lui appartiennent, comme ses gloires et ses malheurs sont les nôtres, et le plus impérieux de nos devoirs est de la chérir et de la défendre. « Réunis sous un seul nom, dit Émile Souvestre, tes droits et tes devoirs, les souvenirs et la reconnaissance, ce nom sera la patrie. »

L'amour de la patrie est un sentiment élevé qui peut conduire l'homme aux actions les plus héroïques, et qui prend naissance dans l'éducation, la liberté, le bonheur; et ce penchant universel tient plus à des causes morales qu'à des causes physiques. L'amour du sol natal, au contraire, puise sa source dans les sentiments les plus tendres et les souvenirs les plus doux. Il provient des premières impressions de tout ce qui nous a environné dans notre enfance, et il est beaucoup plus restreint dans son objet. C'est lui seul qui devient l'origine de la nostalgie, et c'est le souvenir et le regret de ces premières impressions qui la constituent.

Il n'y a pas sur la nostalgie de travaux récents, et la dernière thèse soutenue à Paris sur ce sujet remonte à 1848. Le travail le plus complet sur cette affection est sans contredit l'article de Laurent et Percy qui se trouve dans le *Dictionnaire des sciences médicales ;* les sym-

ptômes et le traitement y sont indiqués avec un
talent remarquable, et nous y aurons souvent
recours. Les traités de pathologie qui ont paru
depuis n'y consacrent que quelques mots, résumé du travail que nous venons d'indiquer, ou
n'en disent rien, et il semble, au premier abord,
que cette maladie des absents ait été condamnée à l'oubli, comme les malheureux qu'elle
atteint.

Cela tient à ce que le mal du pays tend à devenir de plus en plus rare; nous pensons même
qu'il finira par disparaître chez les peuples civilisés, avec l'essor de la liberté et du bien-être,
avec le développement de l'instruction, et la
tendance actuelle si caractérisée de l'homme au
cosmopolitisme.

Le monde entier est devenu le théâtre de
l'activité des nations européennes, et la vapeur
et l'électricité ont modifié en les bouleversant
leurs conditions d'existence. La race anglo-
saxonne a donné l'exemple; l'Allemagne se ré-
pan au loin dans les deux Amériques, à ce

point même que l'émigration est devenue un
fléau pour le nouvel empire. Les Italiens, particulièrement ceux du littoral, vont peupler
les Échelles du Levant et l'Amérique du Sud.
Les Français seuls sont étrangers, il faut bien
l'avouer, à ce grand mouvement d'expansion,
et malgré la fécondité de leurs ressources, malgré leur intelligence et leur audace, restent
pour ainsi dire rivés au sol qui les a vus naître,
ou s'ils s'en éloignent, n'ont plus qu'un désir,
celui d'y revenir.

Si la nostalgie se produit encore quelquefois
isolément, et nous aurons à en citer des observations toutes récentes, il est certain que les ré-
volutions et les grandes catastrophes où le sort
des peuples luttant pour leur existence se dé-
noue sur le champ de bataille, en seront encore
longtemps la cause la plus certaine et la plus
terrible. La guerre atroce dont nous avons
supporté tous les malheurs, nous a donné l'occasion d'en voir bien des exemples. Qui ne se
souvient encore de ces mobiles bretons parmi

lesquels elle a fait tant de victimes à Paris, et qui pourrait avoir oublié que des milliers de nos soldats sont morts, de tristesse en Allemagne !

Toute maladie offre à considérer, comme éléments nécessaires de son histoire, ses causes, ses symptômes, la détermination de sa nature, et son traitement. Nous aurions donc dû diviser ce travail en autant de parties, dont chacune aurait eu pour objet l'étude d'un de ces éléments, mais nous avons pensé qu'il pourrait être intéressant de considérer la nostalgie chez les différents peuples, et de rechercher le rapport qu'il peut y avoir entre le développement du mal du pays et l'état actuel de leur civilisation. Nous consacrerons donc un cinquième chapitre à cette étude, dont la place nous paraît marquée après l'exposé des causes de la nostalgie.

Nous nous efforcerons surtout d'étudier les causes du mal du pays dans l'état actuel de notre civilisation, et d'indiquer les moyens qui nous paraissent les plus propres à le prévenir et à le combattre.

Cette question, ainsi limitée, reste encore aussi vaste que complexe. C'est un problème médico-psychologique bien digne d'étude en même temps qu'un point de médecine militaire d'une grande importance, et qui emprunte aux événements contemporains le plus grand intérêt. Nous pensons que le médecin ne doit pas se désintéresser de ces grands problèmes de l'éducation et du service militaire, dont la solution doit accroître la grandeur et la force de la patrie, et contribuer à la relever de ses malheurs. La nostalgie atteint chaque année un grand nombre de jeunes soldats appelés sous les drapeaux, et les moyens de la prévenir et d'empêcher son développement intéressent tout particulièrement les médecins militaires. L'Académie de médecine, en mettant cette question au concours immédiatement après la guerre, a montré toute l'importance qu'elle y attache, et nous venons apporter le résultat de nos recherches à sa haute appréciation.

Nous nous proposons de rester autant que

possible sur le terrain de l'observation. Nous
profiterons, pour exposer l'histoire de la nostalgie, des travaux de nos devanciers, mais nous
éviterons avec soin de suivre la voie où beaucoup
se sont engagés, en traçant un tableau plus
littéraire que médical de la maladie qui nous
occupe, et nous remplacerons les citations des
poëtes par les observations des médecins. Loin
de nous la prétention de tout dire, et de le bien
dire, sur la nostalgie ; nous n'avons pour but
que de faire connaître l'état actuel de la science
sur une question importante et encore incom-
plétement étudiée, en utilisant les observations
que nous avons pu recueillir dans de longs et
pénibles voyages, et les renseignements aussi
consciencieux que précis que de bienveillants
confrères et d'anciens collègues de la marine
ont bien voulu nous adresser. Qu'ils reçoivent
ici l'expression de notre gratitude pour l'aide
qu'ils nous ont donnée dans ce travail dont la
meilleure part leur appartient.

DE LA
NOSTALGIE

ou

MAL DU PAYS

CHAPITRE PREMIER

DÉFINITION DE LA NOSTALGIE — SYNONYMIE — FRÉQUENCE

La nostalgie ou mal du pays est une affection caractérisée par la tristesse que cause l'éloignement du pays natal, et le désir irrésistible et incessant d'y revenir.

C'est un état de l'âme qui concentre tous ses regrets, toutes ses aspirations sur un seul point, le sol natal ; cette affection n'a qu'un objet, mais il est complexe, et résume à lui seul l'amour du sol, les souvenirs de l'enfance, les habitudes, la

1.

religion, la famille. Elle procède à la fois du regret des jouissances perdues, du désir de les pos-
séder de nouveau, et surtout du découragement
qui naît de la perspective d'insurmontables obstacles.

C'est pour ainsi dire l'exagération de ce sentiment si naturel et si bien peint par Bernardin de
Saint-Pierre : « Je préfère à toutes les campagnes
celle de mon pays, non pas parce qu'elle est belle,
mais parce que j'y ai été élevé. Il est dans le lieu
natal un attrait caché, je ne sais quoi d'attendris-
sant qu'aucune fortune ne saurait donner, et qu'aucun pays ne peut rendre. Où sont ces jours du premier âge, ces jours de plaisir sans prévoyance et
sans amertume? Heureux qui revoit les lieux où
tout fut aimé, où tout parut aimable, et les prai-
ries où il courut, et les vergers qu'il ravagea. »
Nous subissons tous ce sort commun, mais à des
degrés différents, et il n'est personne qui soit af-
franchi complétement de la mélancolique influence
de ces souvenirs.

Nous ne voulons rappeler ni critiquer les défi-
nitions qu'on a données de la nostalgie, mais nous
ne pouvons nous empêcher de faire remarquer que
l'on a désigné sous ce nom des passions bien différentes, et qu'on en a singulièrement élargi le

sens. C'est ainsi que quelques auteurs ont prétendu que tous ceux qui ont regretté leurs travaux, leurs plaisirs, leurs habitudes, étaient nostalgiques, et qu'ils ont été amenés à créer autant d'espèces de nostalgie qu'il y a de professions, ou que l'homme a contracté d'habitudes. Le vieux soldat que l'âge a condamné au repos, et qui songe à son régiment, le marin qui vient contempler les flots qu'il a si souvent bravés, l'orateur qui regrette les émotions de la tribune, le négociant qui a renoncé aux affaires, souffrent en effet de la rupture des habitudes de toute leur vie, mais nous ne saurions les considérer comme atteints de nostalgie, quoique le plus souvent leur repos forcé ou volontaire occasionne tant de chagrin, que le seul moyen pour eux de recouvrer la santé, est de reprendre l'ancienne existence avec laquelle ils s'étaient identifiés, et que rien ne saurait remplacer.

On a même été plus loin, et le docteur Briet, dans sa thèse inaugurale, définit ainsi la nostalgie de la liberté : « [1] Toutes les âmes ardentes en sont atteintes, c'est cette passion noble et délirante dont les convulsions bouleversent les trônes et dont la race humaine a ressenti les premiers symptômes

---

[1] Briet. *Thèse de Paris*, 1832, n° 162.

dès que la main d'un homme a osé s'appesantir sur la tête d'un autre homme. » Il est bien évident que ce sentiment n'a rien de commun avec le mal du pays, et nous pensons, quant à nous, que les passions politiques contribuent à effacer du cœur de l'homme cet amour du sol natal dont le regret constitue le caractère essentiel de la nostalgie.

Le mot nostalgie vient de deux mots grecs, νόστος retour, ἄλγος, douleur. Presque tous les auteurs, J. Hoffer, Linné, Sauvages, Sagar, Cullen, Swiedaur, Van Swieten, ont désigné cette affection sous le nom de *nostalgia*. Vogel la qualifie de *melancholia*, et Zwinger lui a donné le nom de *nostomania* ou de *pathopatridalgia*. Les auteurs du *Compendium* ont proposé le nom de *nostomania*, qui veut dire folie du retour ; mais celui de nostalgie nous paraît préférable, et c'est lui que nous emploierons dans le cours de cette étude.

Tous les peuples ont un nom pour caractériser cette affection, et voici, d'après les auteurs du *Compendium*, la synonymie du mot nostalgie dans quelques-unes des langues de l'Europe. Français, mal du pays, nostomanie ; italien, *malatia del paes ;* espagnol, *mal de pais ;* anglais, *home'ssickness* ou *mother-sickness ;* allemand, *heim-weh ;*

hollandais, *heimwe;* suédois, *heimve, hiemsyge*[2].

La nostalgie s'observe en effet partout, sous tous les climats comme dans les saisons les plus dissemblables ; elle ne respecte ni l'âge ni le sexe ; le riche et le pauvre, le sauvage et l'homme civilisé, l'âme la mieux trempée ou la plus pusillanime peuvent devenir ses victimes, et Ovide a pu écrire avec raison :

Natale solum omnes dulcedine cunctos
Ducit, et non sinit immemores esse sui.

DES CAUSES DE LA NOSTALGIE — DES CAUSES PRÉDISPOSANTES.

Les causes de la nostalgie sont nombreuses : nous les diviserons en causes prédisposantes et en causes occasionnelles. Les premières sont l'âge, le sexe, l'éducation, la profession, l'état social ; les autres sont tous les accidents particuliers qui, ravivant l'imagination sensitive et la mémoire, et les dirigeant exclusivement sur les impressions reçues au sol natal, en déterminent le souvenir exclusif, et produisent l'état morbide qui constitue le mal du pays. Nous allons successivement les passer en revue.

[1] *Compendium de médecine et de Chir.,* t. VI, p. 219.

Age. — La nostalgie est très-rare chez l'enfant, parce qu'il oublie trop vite les objets et les personnes qu'il ne voit plus. Sauvages rapporte cependant l'histoire d'un enfant misérable qui, privé de ses parents et recueilli à l'hôpital de Montpellier, devint nostalgique. On l'observe plus souvent dans l'adolescence. Si les sensations sont encore légères et les impressions fugitives, les affections sont déjà formées ; l'âme renferme des souvenirs, et malgré la mobilité des impressions et la fragilité des habitudes que le temps n'a pas encore enracinées, la nostalgie peut survenir. On la rencontre particulièrement dans les maisons d'éducation où les adolescents sont soumis au régime de l'internat et passent sans transition de la vie affectueuse de la famille à la discipline quelquefois sévère du lycée et des écoles. On ne sait que trop que l'abus du travail intellectuel fatigue et use les enfants autant que le travail manuel, et la précipitation qu'on met aujourd'hui dans les études n'est pas exempte d'inconvénients.

Les jeunes gens placés dans les écoles et prédisposés à la nostalgie cherchent en vain à ressaisir l'attention qui les fuit, leur esprit est au foyer

---

[1] Sauvages, *Nosographie méth.* (t. II), 1768.

qu'ils ont quitté et qu'ils regrettent ; ils évitent les jeux et les distractions qui pourraient leur faire oublier leur chagrin, et il arrive un moment où leurs maîtres sont obligés de les rendre à leur famille. On a eu plus souvent encore occasion d'observer le mal du pays chez les jeunes gens des colonies envoyés en Europe pour y faire leur éducation, et nous aurons occasion, dans le cours de ce travail, d'en citer quelques exemples.

C'est de dix-huit à trente ans que la nostalgie se montre le plus fréquemment. C'est en effet le moment de la vie où l'homme, qui n'a encore eu que les joies du souvenir, se sépare de sa famille pour se créer une position ; c'est aussi l'heure, dans les temps tourmentés où nous vivons, où, poussé par un besoin irréfléchi de liberté, il court pour ainsi dire au-devant des maux qui l'attendent, en dédaignant les carrières modestes qui le retiendraient à son foyer. Enfin, c'est aussi l'époque où la patrie le réclame à son tour, et l'appelle à concourir à sa défense.

La nostalgie peut frapper les âmes fortes, les imaginations ardentes aussi bien que les esprits délicats, et nul tempérament n'en met à l'abri. On a remarqué cependant que les personnes qui y sont prédisposées sont en général timides, qu'elles se lient difficilement, et qu'elles ont un penchant marqué pour la solitude. A cette période de sa vie, le jeune homme est encore sous l'impression qu'il a reçue des objets extérieurs ; il a conservé religieusement le souvenir de son enfance et de ses affections, et s'il vient à quitter son pays natal auquel il tient encore par l'habitude, la reconnaissance, l'amitié et l'amour, il est certainement exposé à ce que son imagination lui rappelle les lieux chéris où son enfance s'est écoulée, où il a laissé ses parents, où il a été heureux. Son imagination conservant les impressions qu'il a éprouvées, les lui représente avec force, et augmente l'ardeur et l'opiniâtreté du désir qu'elle a fait naître de revoir le sol natal.

Après trente ans, la nostalgie est d'autant plus rare qu'on se rapproche davantage de la vieillesse. Les facultés morales de l'homme sont en effet incessamment modifiées, et des habitudes nouvelles viennent peu à peu effacer celles de la jeunesse. L'homme s'est établi, quelquefois bien loin du lieu où il est né ; il a souffert de tous les accidents de la vie ; et le besoin qu'il a d'aimer s'est circonscrit pour se porter dans le cercle de la nouvelle famille qu'il s'est créée. Oublieux du passé, il regarde en avant. L'ambition, la volonté qu'il a d'assurer le bonheur de ceux qu'il aime, les devoirs qui l'occupent, les incertitudes de l'avenir, absorbent toutes ses pensées. Il ne songe plus qu'à la stabilité de ses affections, et en poursuivant les honneurs, la richesse, la renommée, il ne pense, n'agit et ne travaille que pour sa famille. C'est ainsi que la lutte qu'il soutient chaque jour vient imposer silence à ses souvenirs, et que suivant une expression aussi vraie qu'elle est vulgaire, l'activité de la tête a remplacé celle du cœur. On a vu cependant des nostalgiques d'un âge avancé, et Percy[1] rapporte l'histoire de vieux militaires ayant parcouru une carrière aussi longue qu'accidentée, qui ont été subitement pris du mal du pays.

Plus tard encore, la vieillesse arrive; les illusions s'effacent, les facultés morales et physiques s'affaiblissent; l'imagination et la mémoire diminuent chaque jour, et la vie qui s'éteint se concentre pour ainsi dire sur les objets qui touchent immédiatement le vieillard. Mais si son esprit, oublieux des faits récents, conserve le souvenir du passé, il peut subir toutes les angoisses de la nostalgie. Alibert[2] rapporte que le docteur Valayer, qui avait passé de longues années à la Guyane, fut

---

[1] Percy. *Dictionnaire des sciences médic.*, Paris, 1819, t. XXXV, art. Nostalgie.

[2] Alibert, *Physiologie des passions*, t. II.

pris dans sa vieillesse du mal du pays, et vendit
tout ce qu'il possédait dans la colonie pour retourner en France, où il mourut.

Sexe. — La nostalgie est moins fréquente chez la
femme que chez l'homme, car sa position sociale
éloigne d'elle les circonstances qui peuvent la produire. Elle est cependant beaucoup plus commune
aujourd'hui que du temps de Zwinger et de Pinel,
qui en citent quelques exemples. On l'observe particulièrement chez les jeunes filles de la campagne
qui laissent leur village pour servir comme domestiques dans les grandes villes, et l'on sait que
c'est actuellement une tendance générale de leur
part. Elles partent joyeuses, objet même de la ja-
lousie de leurs compagnes, sans se douter des déceptions qui les attendent. Elles étaient habituées à
vivre au grand air, et si leur travail était excessif, il
n'enchaînait pas leur liberté. Beaucoup ne peuvent
se faire au changement qui se produit dans leur existence. En même temps que leur vie est devenue plus
sédentaire, elles se voient soumises aux volontés de
maîtres plus ou moins exigeants, et immolées souvent aux caprices d'enfants volontaires. Elles deviennent rapidement chlorotiques, s'exagèrent la
gravité des accidents qu'elles ressentent, et com-

mencent à regretter le temps où, vivant plus heureuses, elles se portaient mieux. Elles pensent alors au pays qu'elles ont si imprudemment quitté, et n'aspirent qu'à y retourner.

En général, la jeune fille née dans des conditions plus heureuses, élevée sous les yeux de ses parents, ne quitte les douceurs de sa famille que pour en fonder une nouvelle. Placée entre l'affection de son mari et l'amour de ses enfants, son âme, remplie tout entière par les nouveaux objets de sa tendresse, n'est plus influencée par les souvenirs de son enfance qui s'affaiblissent et s'effacent. Quelles que soient les migrations que la femme doit subir, sa manière de vivre est moins changée, elle garde toutes les ressources de sa nature, tout ce monde intérieur qu'elle se bâtit, et dans lequel on peut dire qu'elle existe plus réellement que dans le monde extérieur; et si le souvenir du passé vient l'assaillir au milieu des épreuves de la vie, elle trouve dans les larmes un refuge assuré contre le désespoir. Nous ne saurions en aucune façon partager l'opinion de Tourtelle, qui prétend que la femme ne devient pas nostalgique, parce que son babil et l'intérêt qu'elle prend aux petits événements sont une sorte d'exercice proportionné à son état et l'empêchent de songer au passé. Nous croyons plutôt, avec madame de Staël, que si l'amour n'est qu'un épisode de la vie de l'homme, c'est toute l'histoire de la vie de la femme, et que ce sentiment suffit à la préserver des passions qui lui sont étrangères. Disons enfin que le tempérament nerveux est l'apanage de la femme, et que c'est sous son influence que la nostalgie apparaît le plus souvent. Elle est aussi douée d'une sensibilité plus vive, et si elle est jetée sur la terre étrangère, elle subit la loi commune, et peut se consumer au souvenir de ce qu'elle a perdu. Les médecins qui ont observé aux colonies, ont constaté de nombreux cas de nostalgie chez des jeunes femmes qui y avaient accompagné leur mari. Rufz, entre autres, rapporte qu'une jeune femme atteinte aux Antilles de fièvre intermittente, accusait un plaisir étrange au commencement de ses accès, en disant que le frisson lui rappelait l'hiver de France. Nous pourrions citer un grand nombre de faits, nous nous bornerons aux trois suivants :

Musset[1] raconte, dans sa thèse, l'histoire d'une dame qui, habitant Paris depuis douze ans, était obligée chaque année de revenir dans son pays, et

---

[1] Musset, *Thèse de Paris*, 1850, n° 292.

qui éprouvait la plus grande émotion lorsque, de retour dans la capitale, elle recevait des personnes lui rapportant des nouvelles de la campagne où son enfance s'était écoulée.

M. le professeur Giordano, de Turin, m'a communiqué l'observation d'une jeune femme qui est depuis dix ans cuisinière dans la même maison, et qui à chaque printemps, aux premières bouffées de ce suave parfum d'humus que les neiges laissent à découvert, est prise d'accès de mauvaise humeur, et même de colère. Elle ne parle que de la campagne, que de ses chères montagnes, et l'on est obligé de lui donner la permission de s'y rendre. Après quelques jours, elle revient à Turin, tout rentre dans l'ordre, et elle est la meilleure et la plus fidèle des servantes.

En 1862, madame X..., de Brest, qui n'avait jamais quitté sa famille, accompagna, à Paris, son mari, haut fonctionnaire de la marine. Ses enfants étaient alors en pension : elle fut bientôt prise d'un ennui insurmontable, pleura souvent sans motif, s'amaigrit rapidement, et son mari fut obligé de la ramener en Bretagne. Elle était à peine à Brest depuis quelques jours, qu'elle éprouva un mieux sensible, et qu'elle fut la première à demander son retour à Paris. Elle y est restée jusqu'à ce jour, et n'a plus cessé d'y jouir de la santé la plus parfaite.

On n'a pas remarqué que la grossesse et l'allaitement aient de l'influence sur le développement du mal du pays.

Quant aux jeunes filles qui embrassent la profession religieuse, il est rare qu'elles en soient atteintes. Nous avons consulté à cet égard les supérieures de deux couvents de Paris, et aucune ne l'avait observé. La plupart des religieuses vivent en effet dans l'ignorance des passions humaines, et les échos du monde ou de la famille viennent rarement troubler le calme de leur âme. La tranquillité dont elles jouissent, la répétition continuelle des mêmes devoirs, effacent chez elles les souvenirs de leur enfance et de leurs anciennes affections.

Des professions. — La nostalgie, comme nous l'avons déjà dit, peut atteindre tous les hommes, et il n'est pas de profession qui en mette à l'abri. Elle est cependant beaucoup plus fréquente chez les campagnards adonnés à l'agriculture, et les insulaires. Sans cesse, en présence des grands spectacles de la nature, vivant dans l'isolement, ils sont vivement impressionnés par les phénomènes au milieu desquels ils grandissent, et les premiers objets qui les ont frappés et qu'ils revoient chaque jour, laissent dans leur esprit une empreinte aussi durable qu'elle est profonde. Leurs travaux sont monotones, ils vivent dans un état de vague contemplation, et on pourrait presque dire qu'ils ont une vie à moitié végétative. Ils sont attachés au sol qui les nourrit, et aux ombrages de l'enclos paternel. De plus, l'instruction des paysans est malheureusement bien restreinte, nulle même, le plus souvent, et leurs relations, rendues difficiles par le défaut de voies de communication, sont bornées à quelques parents et à quelques amis; leurs affections sont aussi vives qu'elles sont peu nombreuses, et il en résulte qu'ils deviennent nostalgiques en quittant leur pays. Il faut dire aussi que les jeunes gens des campagnes qui ont acquis une certaine instruction, s'empressent de quitter les champs qu'ils ne veulent plus cultiver.

Nous croyons que cela tient, en France, à ce que l'instruction y est encore trop peu répandue, et qu'elle est donnée dans une mauvaise direction. Pour utiliser les connaissances dont ils exagèrent l'importance, ils recherchent les petits emplois des administrations et du commerce, et beaucoup sont bien vite désillusionnés, vivent misérablement, et regrettent le pays qu'ils ont quitté, et où ils n'ont pas le courage de revenir.

Il n'en est pas de même des habitants des contrées où l'industrie occupe plus de place que l'agriculture, ni des jeunes gens nés dans les villes. En général, l'instruction y est plus développée, la vie de famille tend à y disparaître de plus en plus, et les croyances religieuses s'y affaiblissent chaque jour pour faire place au scepticisme. Les parents se débarrassent plus vite de la surveillance et des soins qui seraient si nécessaires à leurs enfants, et l'appât du gain les détermine à les envoyer de bonne heure dans les fabriques et dans les manufactures, où ils secouent bien rapidement la tutelle de la famille. Ces jeunes gens sont accoutumés à des sensations variées; beaucoup deviennent les victimes d'une débauche précoce, et les froissements continuels de la vie sociale font que leur esprit est mieux préparé aux changements, et qu'ils sont moins enclins à la nostalgie.

Plusieurs auteurs ont cité des observations de jeunes gens qui, venus dans les villes pour y terminer leur éducation, ont été atteints du mal du pays, et ont dû renoncer à leurs études. S'il est certain que bien peu échappent à la mélancolie qu'amène la séparation de la famille, il est aussi vrai qu'en général, ce sentiment de tristesse n'est que de courte durée et se surmonte facilement, et que

la nostalgie est assez rare chez cette catégorie de
jeunes gens. Nous avons eu cependant, il y a quelques années, l'occasion de voir un élève de l'École
normale supérieure qui en fut atteint, et qu'il
fallut renvoyer pour quelque temps dans sa famille.
Il revint à Paris complétement rétabli et put continuer avec fruit les sérieuses études qu'il avait
été obligé d'interrompre.

On a parlé aussi de la nostalgie des grandes villes qui atteindrait les personnes qui s'y sont mêlées aux passions dont elles sont le théâtre, et celles qui ont longtemps vécu au milieu du tourbillon
des plaisirs ou des affaires. L'activité qu'elles ont
déployée et qui a fait place au repos, la rupture de
leurs habitudes, font vite naître l'ennui, et à sa
suite le désir de revenir se mêler de nouveau au
mouvement qu'elles ont partagé, et Montaigne avait
raison lorsqu'il disait en parlant de Paris : « Elle
a mon cœur dès mon enfance, et m'en est advenu
comme des choses excellentes. Plus j'ay vu depuis
d'autres villes belles, plus la beauté de celle-cy
peut et gaigne sur mon affection. Je l'ayme tendre-
ment, jusqu'à ses verrues et à ses taches : je ne
suis François que par cette grande cité, grande en
peuple, grande en félicité, mais surtout grande et
incomparable en variétés et diversités de commo-

dités, la gloire de la France et l'un des plus nobles
ornemens du monde[1]. »

Des hommes d'un esprit cultivé ont été frappés
de nostalgie ; c'est ainsi que pendant les guerres
de l'empire, et depuis, beaucoup de médecins militaires en ont été atteints, et nous en citerons plusieurs observations. L'antiquité nous a transmis les
regrets poignants de grands citoyens exilés de leur
patrie, et Ovide a admirablement décrit les symptômes de la nostalgie. Dans une lettre à Flaccus, il
fait un tableau aussi poétique que fidèle des sentiments qu'il éprouve, et sa lettre touchante se
termine par les deux vers suivants :

> Unda locusque nocent, et causa valentior istis
> Anxietas animi, quæ mihi semper adest.

Ailleurs, il peint aussi le chagrin qui le dévore :
« Rome, ma maison, tant de lieux si chers, tout
ce que je possédais dans cette superbe ville où je
ne suis plus, se représente à moi avec tous ses
charmes, et me cause des regrets infinis. Pas un
ami qui m'apporte ses consolations ! je suis tourmenté par de cruelles insomnies, et mon corps
desséché n'est plus qu'un squelette vivant.

[1] Montaigne. *Essais*, Livre III, chap. 9.

N'est-ce pas aussi la plainte éloquente d'un
nostalgique que ces paroles de Chateaubriand, da-
tées du sommet du Vésuve :

« Quelle providence m'a conduit ici? Par quel
hasard les tempêtes de l'Océan américain m'ont-
elles jeté aux champs de Lavinie? Né sur les rochers de l'Armorique, le premier bruit qui a frappé
mon oreille en venant au monde, est celui de la
mer. Et sur combien de rivages n'ai-je pas vu depuis se briser les mêmes flots que je retrouve ici?
Qui m'eût dit, il y a quelques années, que j'enten-
drais gémir au tombeau de Scipion et de Virgile,
les vagues qui se déroulaient à mes pieds sur les
côtes de l'Angleterre et sur les rives du Canada?
Mon nom est dans la cabane du sauvage de la Flo-
ride, le voilà sur le livre de l'ermite du Vésuve.
Quand déposerai-je à la porte de mes pères le bâton
et le manteau du voyageur? Que j'envie le sort de
ceux qui n'ont jamais quitté leur patrie, et qui
n'ont d'aventures à conter à personne. »

Disons enfin que des hommes énergiques, dont
toute la vie avait été consacrée à des voyages de
longue durée, et à des explorations dans les contrées les plus lointaines, ont été frappés de nostalgie, et obligés de renoncer à leurs voyages.

C'est ainsi que René Caillé, le premier Français

qui se soit aventuré dans les 1.⸱erts de l'Afrique,
après avoir pénétré jusqu'à Tombouctou, se prépa-
rait à de nouvelles explorations, lorsqu'il fut pris
tout à coup d'un désir irrésistible de retourner au
village où il était né, en Vendée, et qu'il abandonna toute la gloire qu'il se promettait encore
pour obéir au sentiment qui l'obsédait.

Service militaire. — De toutes les professions,
l'état militaire et la carrière de la marine sont
celles qui prédisposent le plus à la nostalgie. Il
nous faut donc entrer à leur égard dans quelques
détails qui nous permettront d'apprécier comment
et pourquoi la nostalgie s'y développe, et pourquoi
aussi elle tend à diminuer chaque jour.

C'est au milieu de sa croissance, au moment où
les modifications les plus importantes ont lieu dans
son organisme, que le jeune homme est enlevé
brusquement par la conscription aux influences
au milieu desquelles il s'est développé jusqu'alors,
et que sans transition, il passe de la vie de famille
à la vie militaire. Son travail, ses déterminations
morales, sa nourriture, tout change; le climat, le
pays, tout disparaît à la fois, et le jeune soldat se
trouve obligé de plier son organisme à des obligations aussi nouvelles que diverses. Il n'est donc

pas étonnant qu'un grand nombre de jeunes soldats soient atteints chaque année par la nostalgie. Désigné jusqu'à présent par le sort, le conscrit quitte le foyer domestique, le lieu natal, et rejoint par étapes le régiment auquel il est destiné. Il part avec des camarades dont les uns cherchent dans l'ivresse l'oubli de leur situation, et dont les autres ont déjà tout oublié. A peine arrivé, on l'habille, on le conduit à l'exercice, on lui commande, on le rudoie, on le punit. Il se trouve jeté au milieu d'autres hommes qu'il ne connaît pas, qui sont déjà faits à leur nouvelle profession, et qui ne sont que trop portés à railler le nouveau venu, destiné d'avance à devenir leur jouet et leur dupe. L'apprentissage pénible de la profession des armes vient donc se joindre à la rupture violente des habitudes antérieures et à l'éloignement des affections et de la famille, et c'est une crise physiologique et morale que subissent d'année en année les générations qui se suivent sous les drapeaux [1]. L'organisme ne peut s'adapter à de tels changements que par un effort énergique et puissant, et le mal du pays s'empare bien vite des Bretons, des Vendéens, des Corses, et en général de ceux qui

---

[1] Michel Lévy. *Traité d'hygiène*, t. II, p. 819, Paris, 1857.

ont vécu dans l'isolement ou les montagnes, de
tous ceux enfin qui ne peuvent passer, tout d'un
coup, d'un état indépendant à l'asservissement de
la discipline militaire. Ce n'est généralement, et
cela se conçoit, que dans les premiers temps du
service que la nostalgie est à craindre. Plus tard,
en effet, les soldats prennent de nouvelles habitudes, et suivant le cas, le plaisir d'une vie dis-
sipée, le désir de l'avancement, ou l'amour de la
gloire les mettent à l'abri de ses atteintes. C'est un
fait observé par tous les médecins militaires que
les remplaçants n'en sont jamais atteints.

Les médecins militaires n'ont pas été les seuls
à constater ces faits, et plusieurs généraux les ont
signalés dans leurs rapports d'inspection ou dans
leurs ouvrages. Le général Trochu, dans son livre
sur l'armée française, s'exprime ainsi : « Les jeunes
gens saisis dans les campagnes (ils forment heureusement la grosse part du contingent) ou saisis
dans les villes par la loi du recrutement, arrivent
presque tous au régiment avec un esprit où le trouble et le chagrin dominent. Ils n'ont pas volontairement aliéné leur liberté, ils ont gardé tous les
sentiments naturels au cœur de l'homme, toutes
les passions inhérentes à leur condition de citoyens.
Ils regrettent leur famille, leurs amours, le clo-

cher du village, ou l'atelier. Les exigences du noviciat leur sont pénibles, et la plupart se défendent
longtemps contre elles, souvent une année tout
entière, dans le secret de leur âme. »

Et bien avant, en 1825, le général Preval avait
écrit que le dégoût des jeunes soldats pour leur
nouvelle profession provient d'un travail dont l'excès est dans la fréquence de l'exigence d'une précision souvent inutile que l'on veut obtenir, sans
considérer qu'on dépasse les bornes de l'attention
et de la bonne volonté du soldat, qu'on devrait encourager, et que l'on rebute. Il provient aussi de
la privation de tout délassement, et de la difficulté
d'obtenir des permissions que réclament de vives
affections ou de graves motifs. Ce dégoût tient encore à cette discipline aussi minutieuse que rigou-
reuse dans son application, et à cette succession
multiple d'autorités qui pèsent sans cesse et sans
fin sur le subalterne.

Il est donc très-important de s'attacher à vaincre
cette première tristesse par une éducation prépa-
ratoire facile, qui donne aux conscrits le moyen de
devenir bientôt de bons sujets.

Nous invoquerons aussi le témoignage du prince
Frédéric-Charles, qui définit ainsi la première des
phases morales que parcourt le soldat incorporé bon

gré mal gré pour satisfaire aux lois de son pays.
« La première année, c'est un simple pleurard, et
de plus un malade, parce que son corps n'est pas
fait au changement de régime que lui impose son
nouvel état. Il passe son temps dans les infirmeries,
à rêver à sa fiancée, à son village, et à toutes sortes
de niaiseries. »

Les médecins et les hommes de guerre s'entendent donc sur ce point, et constatent les dangers
qu'il y a pour le moral des conscrits pendant les
premières années du service. Le soldat a, en effet,
bien des devoirs à remplir, et ces devoirs touchent
souvent au sacrifice. La discipline, cette source de
toutes les vertus militaires, qui consacre et qui
garantit les droits de chacun, est facile aux uns, et
supportée douloureusement par les autres, et les
médecins militaires ont remarqué que la nostalgie
se montre de préférence sur les jeunes gens qui se
trouvent sous les ordres de chefs trop durs ou trop
exigeants. Le conscrit, soumis alors à une contrainte perpétuelle, arrive rapidement à maudire
le joug qui l'accable, et ne peut manquer de trouver dans sa pénible situation de trop justes sujets
de regretter celle qu'il a perdue. Les chefs repous-
sent sa confiance, et par une comparaison impossible à éviter, font naître, avec le regret de rela-

tions plus douces, la haine d'un esclavage qui paraît sans compensation. Le fantôme du pays natal apparaît avec le souvenir de la liberté et de la famille, et la nostalgie en est le résultat.

On a vu le mal du pays atteindre des jeunes gens engagés volontairement, et nous aurons occasion d'en citer plus tard un exemple remarquable, dû à Laurent et Percy.

D'après les informations que nous avons prises, la nostalgie n'a pas été observée depuis dix ans dans les écoles militaires en France, mais il n'en est pas de même en Allemagne, et nous avons lu ce qui suit dans la *Gazette militaire de l'étranger*, du 26 mai : « Les écoles allemandes de sous-officiers sont composées de jeunes gens de dix-sept à dix-neuf ans qui se consacrent à l'état militaire, et qui, même après leur entrée à l'école, ont droit de renoncer à cette carrière tant qu'ils n'ont pas prêté serment. Beaucoup de ces jeunes gens n'ont jamais quitté la maison paternelle, et se trouvent transportés subitement au milieu de gens qui leur sont tout à fait inconnus. Leur nouvelle manière de vivre contraste avec leurs habitudes, et placés sous le joug de la rude discipline militaire, ils sont rapidement désenchantés. Aussi le regret du foyer se manifeste-t-il chez eux beaucoup plus fortement

que chez les recrues de l'armée. Ce sentiment est
d'autant plus vif que l'élève sous-officier se trouve la
plupart du temps fort loin de chez lui, que la possibilité d'obtenir un congé ne lui apparaît que dans
un avenir lointain, et qu'il ne rencontre que peu
ou point de ses camarades. Il n'en est pas ainsi au
régiment, qui se recrute, comme on sait, dans une
circonscription relativement petite.

Disons enfin que nous avons trouvé dans les auteurs un grand nombre d'observations de nostalgie
survenues chez des médecins militaires. Laurent et
Percy[1] rapportent l'histoire remarquable du chirurgien en chef de la grande armée, qui, pendant
la campagne de Pologne, devint nostalgique et fut
obligé d'abandonner l'armée pour revenir à Paris.
Cela arrive beaucoup plus rarement de nos jours,
et, s'il fallait en chercher la cause, nous serions
disposé à penser que le mal du pays pouvait plutôt
se produire chez des hommes trop isolés au milieu
des soldats, qui en temps ordinaire n'avaient pas
la vie active et en commun des officiers. Nous
croyons aussi que la dépendance dans laquelle ils
se trouvaient vis-à-vis d'une administration qui,
loin d'apprécier à leur valeur les services qu'ils ren-

---

[1] *Dictionnaire des sciences médic.*, t. XXXV, Nostalgie.

daient, leur refusait souvent les moyens de soula-
ger les blessés, et n'avait pas pour leur personne
et leur savoir la considération à laquelle ils avaient
droit, devait aussi contribuer dans une large mesure à leur faire regretter avec leur liberté, la famille qu'ils avaient quittée, et leur pays natal.

La nostalgie prend quelquefois le caractère épidémique chez les conscrits d'un même département incorporés dans le même régiment. En temps
de paix, on l'observe dans les garnisons, où les
soldats sont livrés à eux-mêmes, car l'oisiveté est
une des causes qui en favorisent le plus le développement[1].

On a voulu trouver la cause de la nostalgie chez
les conscrits, dans le changement d'air et dans l'alimentation; mais le changement d'air a lieu pour
tous, et celui du régime alimentaire devrait surtout agir sur les jeunes soldats des villes, transportés subitement d'une table abondamment servie
au chétif ordinaire de la caserne. Nous verrons
qu'il n'en est rien. Nous avons pu nous convaincre
que la nourriture n'est pas toujours suffisante pour
la plupart des soldats, dont l'air et l'exercice des
champs ont développé le corps et l'appétit, mais

---

[1] *Encyclopédie méthod.*, art. Nostalgie.

nous préférons invoquer, pour la production de la nostalgie, les causes morales que nous venons d'énumérer.

Moriceau-Beauchamp[1] a cherché la cause du développement si différent de la nostalgie chez les jeunes soldats provenant des villes ou des campagnes, et nés dans le même pays, et a apprécié les modifications que l'éducation et l'habitude pouvaient apporter au développement de cette affection. Il a pu suivre les Vendéens réunis d'abord à Poitiers pendant la guerre civile, et envoyés ensuite à l'armée du Nord. Les paysans, dit-il, ont un attachement plus grand pour le lieu de leur naissance, et il n'est pas étonnant que des hommes sur lesquels l'habitude avait pris tant d'empire, aient été vivement affectés de se voir inopinément arrachés à leurs travaux, pour passer subitement au service. Habitués au rude travail des champs, à Poitiers, ils restaient dans l'oisiveté, et leur esprit était toujours occupé de la perte de leur village; ils furent les premiers atteints. Pour les jeunes gens des villes, le désir ardent de quitter le pays et la gaieté sont des antidotes : tant que les conscrits de la ville restèrent à Poitiers, ils continuè-

---

[1] *Mémoire de la Société médicale d'émulation,* t. I, p. 66.

rent leur vie habituelle. La certitude qu'ils avaient
de pouvoir être soignés dans leur famille, dont ils
étaient tout près, suffisait pour les garantir de
toute affection mélancolique, et, comme ils n'a-
vaient rien à faire, ils ne songeaient qu'à leurs
plaisirs. Mais lorsqu'ils furent envoyés dans le Nord,
et soumis à toutes les rigueurs de la discipline militaire, et qu'ils eurent un service pénible, ils furent atteints en grand nombre, tandis que les conscrits de la campagne résistèrent. Ils travaillaient
beaucoup, et avaient moins le temps de songer; de
plus, enfin, ils avaient contracté des habitudes
nouvelles qui effaçaient pour eux le souvenir de
leur pays.

Si la nostalgie se montre souvent dans les garnisons, on conçoit sans peine qu'elle doit devenir
bien plus fréquente en temps de guerre, lorsque
les troupes franchissent de grandes distances et
qu'elles passent dans des climats lointains. La situation des armées en campagne devient vite très-
pénible. Elles exécutent des marches forcées, com-
battant le jour pour ne trouver la nuit que des
campements insuffisants, sont exposées au froid, à
la chaleur, et endurent la faim et la soif. Les privations et les fatigues, les combats malheureux,
les blessures, les maladies, la captivité, favorisent

3

le développement du mal du pays, qui acquiert alors une gravité désolante.

Pendant les grandes guerres de la Révolution et de l'Empire, la nostalgie a souvent régné épidémiquement, et exercé de terribles ravages dans nos armées. Les militaires appelés tout à coup, et le plus souvent contre leur gré, au milieu des camps, et soumis à des fatigues incroyables et à des privations journalières de tout genre, trouvaient dans les rudes travaux de la guerre et dans les désastres qu'ils étaient impuissants à prévenir, de justes sujets de reporter leurs regards en arrière, et de regretter, avec leur pays natal, la vie facile et sûre qu'ils y menaient.

On sait que jusqu'en 1798 les levées en masse et la réquisition prenaient les hommes d'une province pour en former des demi-brigades composées exclusivement de gens du même pays, et entraînés tous ensemble loin de leurs foyers. Si la nostalgie frappait l'un d'eux, elle atteignait bien vite les amis qui l'entouraient. Il est certain qu'au moment du combat, des jeunes gens du même pays, soutenus par l'émulation et par le soin de leur renommée se battaient courageusement, mais la guerre ne se compose pas que de batailles, et il est trop acquis que les maladies la rendent plus meurtrière que les combats les plus sanglants, et le découragement survenant rapidement entraînait à sa suite le regret du pays natal, et prédisposait singulièrement aux maladies adynamiques qui ont fait à ce moment un si grand nombre de victimes.

Plus tard, après la loi de 1832, le recrutement prit au hasard dans les villes aussi bien que dans les campagnes les jeunes gens du contingent, et mêla les conscrits de toutes les provinces pour en former des régiments, aujourd'hui encore vivante image de l'unité nationale, et qui par la diversité de leur caractère et de leurs aptitudes sont bien moins exposés aux influences morales dépressives et à la persistance de leur action. La nostalgie, du moins la nostalgie épidémique, est donc devenue de plus en plus rare, et ce n'est qu'après des revers inouïs qu'il nous a été donné de la revoir régner épidémiquement.

Si nous consultons les historiens des guerres de la révolution et de l'empire, nous voyons que pendant cette époque aussi glorieuse que tourmentée de notre histoire, la nostalgie a exercé de grands ravages dans nos armées. On la voit apparaître en l'an II sur les Bretons qui faisaient partie de l'armée de la Moselle déjà décimée par une épidémie de dysenterie, et sur celle des Alpes en l'an VIII.

Desgenette raconte qu'elle vint compliquer la
peste de Saint-Jean-d'Acre et la rendre encore plus
meurtrière. Les précautions si sages qu'il employa
pour distraire les malades devinrent impuissantes
à prévenir la funeste influence d'une imagination
qui ne se fixait que sur un seul point, et M. Thiers
rapporte, dans son *Histoire de la révolution*, qu'à
son retour en Égypte l'armée devint mécontente,
et que ce mécontentement était le résultat de l'éloignement de la patrie et de l'ennui nostalgique qui
avait atteint un grand nombre de soldats. L'illustre
historien s'exprime ainsi [1] : « Ce mécontentement
ne provenait ni des fatigues ni des dangers, ni surtout des privations, car l'armée ne manquait de
rien, mais de l'amour du pays qui poursuit les
Français en tout lieu. »

Laurent et Percy [2] ont écrit dans le *Dictionnaire
des sciences médicales* qu'au camp de Montreuil,
en 1803, la tristesse s'emparait des Bretons arrivés
tout récemment de leur pays. La nostalgie acquit
chez eux une grande intensité et les prédisposa
aux maladies adynamiques qu'on y a observées.
L'épidémie se limita aux conscrits du même pays.

La nostalgie fit aussi de nombreuses victimes à

[1] Thiers. *Histoire de la révolution*, t. X, livre 43.
[1] *Dictionnaire des sciences médic.*, t. XXXV, Nostalgie.

bord des pontons de Cadix et de Plymouth où furent jetés après la capitulation de Baylen les malheureux soldats du général Dupont, et l'on peut
dire qu'elle y tua au moins autant de Français
que la fièvre jaune. Paul-Louis Courrier nous apprend qu'elle était très-fréquente sous la Restau-
ration.

Nous voyons encore la nostalgie survenir pendant la campagne de Pologne, sous l'influence de
la saison la plus affreuse, du froid le plus rigoureux dont eurent tant à souffrir nos soldats engagés dans ce pays sans ressources. Elle atteignit
surtout alors les Hollandais et les Italiens que Na-
poléon entraînait à sa suite. Nous la retrouvons
enfin, exerçant ses ravages à Mayence, en 1813,
après la campagne de Russie, et augmentant la
force du typhus contagieux qui enleva la moitié
de la garnison. Les soldats, qu'une indisposition
légère forçait de suspendre leur service et d'entrer
à l'hôpital, frappés de la mortalité qui y régnait,
se regardaient déjà comme victimes de la contagion : le souvenir de leur pays, le regret du tranquille bonheur dont ils jouissaient jadis dans leurs
foyers, augmentait encore la gravité de leur situation. On les couchait dans des lits déjà infectés,
car le linge était insuffisant, et le froid ne per-

mettait pas de le laver. Ils refusaient de se dés-
habiller, s'enfonçaient sous les couvertures, et ex-
piraient en peu d'heures, comme s'ils étaient
asphyxiés, et sans donner le moindre signe de
douleur.

Plus près de nous, Michel Levy[1] raconte qu'en
1831, le 21° régiment d'infanterie légère alors en
Morée, reçut un grand nombre de jeunes recrues
Corses, dont plusieurs succombèrent à la nostalgie
à l'hôpital de Navarin, quoique la Grèce leur offrît
le climat, les sites pittoresques et presque le langage de leur île natale. Nous trouvons dans ce fait
l'influence manifeste de la réunion de jeunes gens
du même pays entraînés loin de chez eux, isolés
de leurs camarades par la différence de leur langage, et ne s'entretenant les uns les autres de leur
pays que pour le regretter. C'est un nouvel exemple, et très-frappant, d'une véritable épidémie de
nostalgie limitée aux conscrits d'un même département.

Le même auteur dit également qu'après la campagne de la Dobruska, qui fut signalée par l'une
des épidémies les plus foudroyantes qui aient sévi
sur les armées, la nostalgie fit de nombreuses victimes.

[1] Michel Lévy, *Traité d'hygiène*, t. I.

Les campagnes de Chine et du Mexique n'ont pas
donné lieu à cette affection, ou du moins il n'y en
a eu que des cas tout à fait isolés. Les troupes
qui ont pris part à la première de ces expéditions
étaient composées de volontaires et formées de soldats déjà aguerris. Malgré la longueur de la traversée, malgré les influences climatériques si variées qu'ils ont eu à supporter dans un si long
voyage, il n'y a pas eu d'épidémie meurtrière. Une
fois débarquées, elles ont toujours été victorieuses,
et, pour le plus grand nombre, le retour s'est ef-
fectué rapidement. Les conditions morales ont donc
été excellentes pour prévenir l'apparition de la
nostalgie et son extension épidémique.

Malheureusement il n'en fut pas de même pendant la dernière guerre, et la nostalgie a fait de
bien nombreuses victimes parmi nos infortunés
prisonniers disséminés dans toute l'Allemagne.
Nous l'avons vue sévir sur les militaires et les mobiles qui ont participé à la défense de Paris, et
particulièrement sur les Bretons. Nous avons pu
apprécier la justesse de cette réflexion de Boisseau [1]
que de fréquentes conversations entre les jeunes
soldats du même pays favorisaient le développe-

_____
[1] _Encyclopédie méthod._, t. X, Nostalgie.

ment de la nostalgie, parce que leurs entretiens ne roulent jamais que sur le passé qu'ils ne peuvent faire renaître, ce qui est pour eux une source intarissable de regrets.

C'est surtout vers la fin du siége que la nostalgie a pris une grande intensité. Les mobiles ne se trouvaient plus dans les mêmes conditions favorables qui avaient marqué leur arrivée à Paris. Ils supportaient de grandes fatigues qui succédaient aux excès qu'ils avaient fait en arrivant. Ils étaient mal nourris, mal vêtus, entassés dans les casemates des forts ou logés dans les maisons des villages abandonnés de la banlieue; ils concouraient au service pénible des tranchées et des avant-postes. La sympathie avec laquelle la population de Paris les avait accueillis avait fait place à une défiance ombrageuse et sans motif, et ils s'en rendaient compte. L'espoir enthousiaste des premiers jours s'était évanoui; les revers successifs qui nous frappaient, le désespoir de voir leurs courageux efforts toujours inutiles, l'isolement que créait à la plupart leur ignorance de la langue commune, l'absence de nouvelles de leurs familles, tout concourait à déprimer leur moral et à amener la nostalgie. Elle ne cessa même pas avec le siége, et M. le docteur Legris, chirurgien-major des mobiles du Finistère,

m'a affirmé en avoir vu un très-grand nombre de
cas dans les jours qui suivirent l'armistice. Des
hommes ayant même reçu une certaine éducation,
et pouvant prévoir leur retour prochain dans leur
pays, en furent alors atteints, et tombèrent dans
un état de langueur et de dépérissement qui n'a-
vait plus en apparence sa raison d'être, puisque
la nourriture était devenue plus abondante et que
les fatigues du service étaient à peu près nulles. Ils
étaient en proie à un grand découragement, restaient indifférents à toutes les distractions qu'ils
avaient recherchées à leur arrivée, et n'avaient plus
qu'une pensée, celle du départ. Lorsqu'ils reçu-
rent enfin l'ordre de retourner dans leurs foyers,
tous ces symptômes disparurent, et ce fut en chan-
tant qu'ils quittèrent Paris.

Mais la nostalgie n'atteignit pas que les Bretons,
elle frappa aussi des mobiles des différentes provinces, et n'épargna pas davantage les soldats de
l'armée, même ceux qui s'étaient engagés volontairement pour la durée de la guerre. Nous en rapporterons une observation remarquable.

X..., Joseph, né à Phalsbourg (Meurthe), âgé de 27 ans,
engagé volontaire au 107ᵉ régiment de ligne, entre à
l'ambulance de l'École normale le 3 décembre 1870.
Cet homme, marié et père de deux enfants, était parti

3.

plein de courage, mais au bout de quelque temps le souvenir de sa femme, de ses enfants et de sa vieille mère
ne l'abandonna plus. Les journées se passaient dans les
larmes, et les devoirs de son métier lui étaient devenus
odieux. Il fut atteint d'une fièvre typhoïde grave, avec
accidents cérébraux et délire presque continuel se rapportant sans cesse au souvenir de son pays et de sa famille. Il entra en convalescence et sortit de l'ambulance
le 13 janvier 1871. Dès son retour à la santé et à la raison, il manifesta les mêmes sentiments; il sentait qu'il
mourrait inévitablement s'il n'était pas bientôt rendu
aux siens.

M. le docteur Arnould, à qui nous devons cette
observation, avait engagé ce malade, son compatriote, à venir le voir. Il le revit quelques jours
après l'armistice, et l'espérance d'un prochain retour l'avait complétement transformé. Il était gai,
et avait parfaitement conscience que son état moral
avait été une véritable maladie.

Du service dans la marine. — La nostalgie a été
observée très-souvent à bord des bâtiments de
guerre de toutes les nations. C'est qu'en effet toutes
les conditions qui peuvent faire naître ce regret
maladif du pays s'y trouvaient autrefois réunies.
Elle est devenue beaucoup plus rare aujourd'hui,
on peut même dire exceptionnelle, à ce point que

les archives de médecine navale qui datent déjà
de dix ans, et où les médecins les plus distingués
de la marine apportent le tribut de leur expérience
et de leurs observations, n'en font aucune men-
tion. Il en est de même du *Statical report of the
health of the navy*, qui est publié en Angleterre
depuis quinze ans, et qui n'en signale pas un seul
cas. Nous verrons tout à l'heure à quoi nous devons
attribuer cet heureux résultat.

Autrefois les conditions hygiéniques de nos bâtiments étaient incomplètes et laissaient beaucoup à
désirer, et l'état sanitaire déplorable de nos équipages en était la conséquence. Alors, dit M. Lefèvre [1], dans son bel ouvrage sur l'histoire du service de santé de la marine militaire, le personnel
provenait des classes, dont le régime était généralement appliqué d'une manière profondément in-
juste et despotique. Les mêmes matelots étaient
presque toujours commandés pour le service; souvent les levées étaient composées de gens arrivant
de la mer, et qui n'avaient pas eu le temps de se
refaire des fatigues ou des maladies qu'ils avaient
contractées dans les campagnes précédentes. A leur
arrivée au port d'armement aucune mesure n'était

---

[1] Lefèvre, *Traité du service de santé,* p. 118 et suiv.

prise pour constater leur validité, et souvent on s'apercevait qu'un grand nombre étaient impropres au service au moment où on les embarquait.

Les matelots se trouvaient donc à bord dans des conditions fâcheuses. L'appel au service les démoralisait, les désertions étaient fréquentes, tout annonçait de la part de ces malheureux une répugnance marquée pour le service du roi; presque tous supportaient avec peine une position dans laquelle ils étaient mal payés, mal vêtus, mal nourris, et souvent traités avec une rigueur extrême par leurs officiers. A ces causes nombreuses de souffrances se joignait l'inquiétude sur le sort de leurs familles, que leur absence laissait dans le plus profond dénûment.

Ces conditions sont restées les mêmes jusqu'après la révolution, et des améliorations successives ont amené la situation dont nous allons dire quelques mots.

Les marins se divisent en deux classes : ceux qui proviennent de l'inscription maritime et ceux que le sort appelle au service des équipages. Les matelots inscrits ont été rompus de bonne heure au rude métier de la mer; beaucoup ont reçu de leurs parents une aptitude héréditaire; ils ont grandi en présence de la mer, n'ont jamais eu la

pensée qu'ils pussent être autre chose que matelots,
et lorsque l'État les prend, ils n'ont plus à acquérir à bord que l'assuétude disciplinaire. Bien avant
d'être levés pour le service, ils ont déjà navigué
sur les bâtiments de commerce, mais si leur situation matérielle était alors moins bonne, la durée
d'une pêche ou d'un voyage les séparait seuls de
leur famille, et ils en prenaient leur parti. Il en
est tout autrement à bord des navires de guerre.
La discipline y est sévère, et la séquestration plus
complète, les campagnes sont plus longues, et le
jeune matelot soumis à des règles qu'il avait igno-
rées jusqu'alors se décourage quelquefois, le mal
du pays s'en empare, et l'idée du retour qui n'était
d'abord qu'une préoccupation passagère devient une
idée absorbante et exclusive. Il y a aussi un autre
cas, c'est quand le marin levé par l'inscription maritime est marié et père de famille. C'est que la navigation amène une rupture pénible des affections
et des habitudes, qui est ressentie d'autant plus
vivement, que l'impressionnabilité affective est plus
développée, et que les liens que le départ vient
rompre sont plus nombreux. Ainsi que l'a si bien
dit M. le professeur Fonssagrives [1], quand le marin

---

[1] Fonssagrives. *Hygiène navale*. Paris, 1856, passim.

est marié chaque départ lui impose un sacrifice
plus douloureux, et ses souvenirs et ses regrets qui
fournissent à son isolement des consolations efficaces, s'il a l'esprit d'abnégation et le sentiment
du devoir qui peuvent lui faire supporter les rigueurs de sa position, deviennent un sujet de découragement et de nostalgie s'il s'y abandonne
sans mesure. La vie de la mer est, en effet, le
bouleversement le plus absolu de la vie de famille,
et les natures impressionnables trouvent dans ce
froissement de tous leurs instincts une source de
tristesse et de découragement qui s'alimente encore des lettres, ponts fragiles jetés par-dessus les mers entre le foyer domestique et le navire.

Il n'en est plus de même des conscrits enlevés
aux campagnes ou aux villes de l'intérieur, et la
nostalgie provient chez eux d'autres causes. C'est
dans la crainte exagérée des dangers qu'ils vont
affronter, dans le monde nouveau où ils sont jetés,
où tout les étonne et les effraye, qu'il faut en
trouver la source. Les médecins de la marine ont
remarqué que ceux qui sont prédisposés à cette
maladie montrent peu d'activité dans l'esprit, sont
lourds dans leurs allures, et que leur inaptitude à
cette rude carrière, leur malpropreté, attirent sur

eux des punitions qui augmentent encore leur
dégoût.

A bord, pas plus qu'au régiment, le nostalgique
n'inspire aucune pitié à ses camarades rompus à la
vie nautique, qui en supportent gaiement les mi-
sères. Il est le but de leurs plaisanteries, et s'il
s'isole d'abord par résignation, il recherche bientôt la solitude pour penser plus tranquillement à
son pays et à sa famille.

Disons enfin un mot des engagés volontaires. Ils
proviennent en général des villes. Ce sont les victimes des lectures des romans maritimes et de Ro-
binson, et qui trop souvent se découragent de la
profession. Les premières nausées du mal de mer
font tomber leur enthousiasme, et le découragement
les conduit à la nostalgie.

La nature des campagnes, on le concevra sans
peine, exerce une grande influence sur le développement du mal du pays. Il est inconnu des pê-
cheurs et des caboteurs qui ne s'éloignent que
momentanément de leurs familles, et qui ont la certitude d'y revenir bientôt, avec les bénéfices que
leur aura rapportés une expédition absolument volontaire. Les pays qu'ils visitent ne heurtent en
rien leurs habitudes, le climat est le même que
celui de leur pays, et leurs retours fréquents

dans leur famille retrempent leur force morale.

Dans les voyages au long cours les conditions
sont changées. L'absence se prolonge, et les vicissitudes climatériques, par les maladies qu'elles déterminent, peuvent devenir une cause de nostalgie.
Elle est cependant peu fréquente. Ici encore le
voyage est volontaire, la discipline à peu près nulle,
et les équipages se composent le plus souvent de
matelots recrutés dans le même pays.

Les stations que font les bâtiments de guerre
aux colonies et dans les différentes contrées, en
fournissent un plus grand nombre de cas, et encore
plus les croisières. On l'a observée quelquefois chez
de jeunes soldats d'infanterie de marine séquestrés
en petit nombre dans les postes isolés de la
Guyane, du Sénégal et de la Cochinchine, et déjà
déprimés par le climat énervant de ces pays, mais
beaucoup moins qu'on ne serait tenté de le croire
au premier abord.

Les grandes pêches ne produisent pas la nostalgie. Celle de la morue en Islande et à Terre-Neuve
est faite presque exclusivement par les Normands,
et les fatigues et les dangers qu'elles occasionnent,
sont supportées par l'espoir d'un prompt retour et
d'un gain assuré.

Nous l'avons déjà dit, la nostalgie tend partout à disparaître à bord des bâtiments de guerre, et les raisons en sont faciles à donner. Si la discipline a conservé tout son prestige dans les équipages, comme on a pu s'en convaincre pendant le séjour des marins à Paris, où l'on a admiré si justement leur esprit de dévouement et de sacrifice, elle est devenue beaucoup moins terrible. Depuis 1848 les châtiments corporels ont été abolis pour faire place à des peines moins dégradantes et tout aussi effi- caces, et nos matelots n'en connaissent plus l'af- front. Ils existent cependant encore dans quelques marines étrangères, mais il est permis d'espérer qu'ils ne dureront plus longtemps, et que le senti- ment de la dignité humaine les fera bientôt dispa- raître.

Le temps des équipages à bord des bâtiments et dans les divisions est si bien employé, et les exer- cices y sont si variés, que le matelot n'a pour ainsi dire pas le temps de songer. L'instruction des ma- rins est devenue l'objet de toute la sollicitude du gouvernement. Elle est donnée par des instituteurs recrutés dans les équipages. L'administration de la marine s'est depuis quelque temps déjà, inspirée des idées qui dominent dans le pays, et les mate- lots qui apprécient les facilités qui leur sont don-

nées, usent largement des bibliothèques dont sont
pourvus tous les navires guerre. Enfin c'est une
obligation pour tout marin illettré de suivre les
cours d'instruction élémentaire qui sont classés
parmi les exercices réglementaires. Disons aussi
que les officiers sont sans cesse en rapport avec
leurs hommes, et qu'ils sont d'autant plus respectés
et aimés qu'ils s'occupent mieux de leurs besoins,
et les dirigent avec plus d'intérêt. La vapeur a
abrégé le temps des traversées interminables. La
durée des campagnes qui naguère encore était de
trois ou quatre ans a diminué de moitié, et le vœu
si inutilement et si longtemps exprimé par les médecins de la marine a fini par être exaucé. Les
communications avec la mère patrie sont devenues
plus fréquentes et plus sûres, et des courriers ré-
guliers vont porter à ceux qui montrent au loin le
pavillon, les souvenirs et les nouvelles de leurs familles. Le monde entier est sillonné de télégraphes,
et les câbles électriques signalent au bout du monde
les événements importants qui se passent dans la
patrie. C'est par toutes ces raisons que nous pouvons affirmer que la nostalgie est exceptionnelle à
bord des bâtiments, bien plus rare que dans l'armée,
et que la plus grande partie des causes qui la produisaient autrefois, sont aujourd'hui supprimées.

Esclavage. La nostalgie a été autrefois très-fréquente chez les nègres emmenés en esclavage, et
lorsque la traite se pratiquait sur une grande
échelle, des révoltes nombreuses et terribles ont
ensanglanté les navires qui les transportaient. Les
distractions que les traitants essayaient de multi-
plier pour eux étaient impuissantes à les empêcher de se révolter ou de se détruire. A peine
étaient-ils embarqués qu'ils cherchaient à regagner
à la nage la rive africaine, et le sentiment qui les
guidait était si énergique qu'il ne leur permettait
pas de calculer les dangers auxquels ils s'exposaient.
Un grand nombre se laissaient mourir de faim. Arrivés aux colonies, et avertis par leurs compatriotes
du sort affreux qui les attendait sous la domination
de maîtres barbares, ils se hâtaient de prévenir les
maux qu'ils prévoyaient, en se donnant la mort.
Persuadés qu'ils renaissaient dans leur pays, on les
trouvait pendus aux arbres des habitations. Instruits
dès leur enfance dans l'art des poisons qui naissent
sous leurs pas, ils les employaient à faire périr les
bœufs, les chevaux, les mulets, les compagnons de
leur esclavage, et tous les êtres qui servaient à
l'exploitation des terres de leurs oppresseurs.

Les colons en étaient arrivés à faire enterrer les
nègres qui s'étaient donné la mort, de manière

qu'un membre de ces malheureux restât hors de
terre, afin que le voyant chaque jour, leurs compagnons pussent se persuader que c'était en vain
qu'ils espéraient retourner dans leur pays dont le
destin les avait irrévocablement éloignés, pour les
fixer sur la terre nouvelle qu'ils devaient féconder
de leurs sueurs[1].

Hâtons-nous de dire que depuis l'abolition de la
traite, la nostalgie est devenue beaucoup plus rare
chez les esclaves. L'importation des nègres en Amérique a presque cessé, et il est certain cependant
que la race noire s'y est multipliée. C'est que la
condition des esclaves a bien changé. Il n'en reste
plus qu'aux États-Unis. Dans le Nord, on les vou-
drait libres, mais on les méprise, et dans les états
du Midi où ils sont le plus nombreux. et où l'élément agricole prédomine, ils sont loin d'être malheureux. Les planteurs ont le plus grand intérêt à
les bien traiter, et à ne pas rendre impropres au
travail ceux-là même dont le labeur est l'élément
fondamental de leur richesse. Les esclaves qui restent encore en Amérique y sont nés, ils ont grandi
avec leurs maîtres sur la plantation qu'ils cultivent,
vivent en général avec eux dans une grande fami-

---

[1] *Histoire philosophique des deux Indes.*

liarité, et paraissent peu humiliés de leur sort. S'il
ne s'agissait pour l'homme que de bonheur matériel, leur condition paraîtrait préférable à celle de
beaucoup de nos paysans. Nous espérons que le
temps n'est plus éloigné où l'esclavage finira par
disparaître, et où le travail réhabilité deviendra le
meilleur gage d'union entre l'esclave et son ancien
maître, et nous croyons pouvoir dès à présent considérer comme tarie une des principales et des
plus cruelles sources de la nostalgie.

Émigration aux colonies. Après l'émancipation
des nègres nos colonies manquèrent de bras, et dès
1852, le gouvernement autorisa des compagnies à
transporter dans nos possessions d'outre-mer des
engagés volontaires enrôlés en Chine, dans l'Inde,
et à la côte occidentale d'Afrique, et depuis lors
trente-cinq mille travailleurs, dont les deux tiers
Indiens ont été transportés dans nos différentes colonies. Ils contractent un engagement de cinq ans
après lesquels on doit les rapatrier; il est incontestable que pendant la durée de leur contrat ils
sont beaucoup plus à plaindre que les anciens esclaves. S'ils viennent à tomber malades ils sont, pour
ainsi dire abandonnés, car ils ne représentent pas
pour le planteur la valeur qu'avait l'esclave. Leur

profonde misère, l'isolement dans lequel ils se trouvent, et bien que le sentiment de la famille soit peu prononcé chez eux, la privation de leurs femmes, les rendent très-enclins à la nostalgie et c'est sous son influence qu'ils terminent très-fréquemment, par le suicide, leur misérable existence.

Transportation et détention. C'est aussi en 1850, au milieu de nos troubles politiques, que les établissements pénitentiaires extérieurs ont pris naissance, et que la transportation est venue occuper sa place dans le code pénal français. On espérait y trouver le double avantage de donner à la sécurité publique des garanties plus sérieuses, de rendre la répression plus humaine, et de la moraliser en l'utilisant au profit de la colonisation française.

La Guyane[1] fut d'abord choisie en 1851, pour lieu d'émigration pénitentiaire, et ce ne fut que bien plus tard, en 1864 que des transportés commencèrent à être dirigés sur la Nouvelle-Calédonie. Nous n'avons pas à nous occuper ici de savoir si les résultats obtenus ont été ceux sur lesquels on comptait. L'exil a été considéré de tout temps comme un châtiment terrible, et, chez les Grecs, le

_____

[1] *Notice sur la transportation.* Ministère de la marine, 1869.

bannissement était la plus grande des peines ; le caractère du Français le rend encore plus cruel ; on a pu se convaincre au ministère de la marine, que même les condamnés qui ne sont astreints qu'à une résidence temporaire, opposent une résistance opiniâtre à toute idée de colonisation, et les évasions fréquentes des concessionnaires du poste du Maroni, à la Guyane, sont une preuve de l'amour des Français, même les plus criminels, pour leur pays.

Jusqu'à ces derniers temps, vingt mille condamnés politiques ou forçats ont été dirigés sur les établissements pénitentiaires. Nous avons consulté les tableaux de statistique médicale publiés par la marine, et nous n'avons pas vu la nostalgie indiquée une seule fois comme maladie primitive. Nous ignorons si elle est venue aggraver les affections dont ont été atteints les condamnés, et si elle les a rendues plus meurtrières. Nous savons seulement que de 1866 à 1869 cinq cas d'aliénation mentale dont la nature n'est pas déterminée se sont produits, mais sans occasionner la mort, et s'il y a eu des suicides, le nombre n'en est pas plus indiqué que la cause.

Nous pensons donc qu'il n'y a pas lieu de craindre que la nostalgie, cette passion touchante, se développe chez ceux qui vont en Calédonie expier leurs fautes et leurs crimes. Ils ne sauraient être susceptibles de nostalgie, ces malheureux qui ne croient à rien, et qui n'ont ni patrie, ni religion, ni famille. Ils l'ont trop prouvé en mettant Paris à feu et à sang pour assouvir leur malsaine ambition et leur cupidité. Ils ont brûlé Paris qui les a vus naître, et se sont attaqués de préférence aux monuments de notre gloire, à ceux surtout qu'ils auraient dû le plus respecter s'ils avaient songé à leurs pères qui l s avaient élevés et aimés, et s'ils avaient eu le moindre sentiment de l'amour de leur pays. Il est possible cependant, que la nostalgie vienne aggraver la peine des malheureux qui se sont laissé entraîner à commettre tant d'excès, mais on doit penser qu'elle n'atteindra que ceux qui vont expier si loin de la France leur criminelle faiblesse, et qu'elle ne frappera pas ceux que leurs mauvaises passions ont accompagné dans l'exil. Peut-être même obtiendra-t-on ce qu'on a vainement cherché jusqu'à présent au prix de sacrifices considérables, c'est-à-dire la régénération et la réhabilitation par le travail des condamnés à la déportation, et la colonisation de la Nouvelle-Calédonie. Il est possible en effet qu'avec une réunion si nombreuse d'individus, d'aptitudes et de professions diverses, et ne contenant qu'un nombre

restreint de sujets ayant encouru des condamna-
nations pour des délits de droit commun, la colonisation s'opère sous l'influence de la nécessité;
mais il faut que les condamnés soient disposés à
tirer le meilleur parti de leur nouvelle condition,
et qu'ils ne se bercent pas de l'espérance d'un
prompt retour.

L'influence de la détention ne paraît pas bien
établie. Larrey[1] l'indique cependant comme une
cause fréquente, et Legrand[2] du Saulle a eu occasion de l'observer chez de jeunes détenus. Il raconte avoir rencontré à Clairvaux des prisonniers
qui lui avouèrent en pleurant que le régime sévère
de la maison n'entrait pas pour eux en ligne de
compte, et que leur plus poignante torture était de
vivre éloignés de leur village. Depuis dix ans elle
n'a pas été remarquée dans les prisons de la Seine
pas plus dans celles où les prisonniers travaillent
en commun que dans les prisons cellulaires. Cependant M. le docteur F. Rochard, qui a été longtemps médecin des prisons de Paris, nous a dit
qu'il était arrivé parfois que l'on avait été obligé
de faire sortir de leurs cellules, pour les mêler aux

---

[1] Larrey. *Mémoires de médecine et de chirurgie milit.*, t. V,
p. 61.
[2] Legrand du Saulle. *La folie devant les tribunaux.*

autres prisonniers, ou même de placer à l'infirmerie des détenus qui étaient plongés dans la plus
profonde mélancolie, et qui, presque tous, étaient
des pères de famille inquiets du sort de leurs enfants. Mais il n'a pu nous affirmer que le regret du
sol natal était la cause de leur chagrin. La statistique du bagne de Toulon n'en mentionne aucun
cas pendant le même espace de temps, et nous
sommes fondés à croire que la détention telle
qu'elle est subie de nos jours, n'a que peu d'influence sur le développement du mal du pays.

Telles sont les causes prédisposantes de la nostalgie : on voit qu'elles ont été nombreuses, mais
que les plus incontestables, celles qui tiennent à
l'état social des individus, à leur profession, tendent à disparaître de plus en plus. Il nous reste à
examiner les causes occasionnelles, et nous ne nous
dissimulons pas les difficultés que comporte cette
étude que nous abordons immédiatement.

DES CAUSES OCCASIONNELLES DE LA NOSTALGIE.

Il serait impossible d'exposer les causes aussi
nombreuses que variées qui peuvent déterminer
l'explosion de la nostalgie. Toutes agissent en rap-

pelant les lieux aimés où l'enfance s'est écoulée,
car l'homme est presque toujours vivement impres-
sionné par les circonstances diverses qui surgissent
inopinément et qui viennent réveiller sa mémoire
endormie.

Tous les auteurs ont beaucoup insisté sur l'influence de la musique sur le développement du
mal du pays, et rapporté que certains airs nationaux ont le triste privilége de la produire chez des
personnes qui ont été absentes de leur pays pendant un certain temps ; tous ont cité, d'après
Rousseau, l'effet de l'air du ranz des vaches sur
les soldats suisses au service de la France, et répété qu'on fut obligé d'empêcher de le jouer dans
les régiments, tant il excitait en eux l'ardent désir
de revoir leur pays; mais ils n'ont pas ajouté, avec
le philosophe de Genève, que déjà de son temps cet
air national n'engendrait plus la nostalgie, parce
que les Suisses avaient perdu le goût de leur première simplicité. Il est certain cependant que cet
air exerce encore chez les Suisses une influence
incontestable, et nous savons que la même défense
à son égard, existait dans la garde suisse du dernier roi de Naples. On peut en dire autant de
l'ananigouz des Bretons, des chants des montagnards de la Carniole, et des ballades écossaises,

car ces chants agissent tous de la même façon si
bien décrite par J.-J. Rousseau. « Ils transportent
magiquement l'esprit dans le monde des choses
absentes, et les lui retracent avec une émouvante
fidélité. Ils rappellent à ceux qui les entendent,
leurs pays, leurs anciens plaisirs, leur jeunesse,
et toutes leurs façons de vivre, et excitent en eux
une douleur amère d'avoir perdu tout cela. »

Nous en dirons autant du théâtre dont les illusions temporaires peuvent ébranler les natures
nerveuses et passionnées, en réveillant d'anciennes
impressions, par la reproduction de certains sites
et de certains costumes.

La rencontre d'un ami, une lettre qui retrace
des souvenirs d'enfance ou vient rappeler des pro-
jets interrompus par l'éloignement, un souvenir
matériel du pays, l'arrivée d'un compatriote qui
vous entretiendra dans la langue natale, peuvent
déterminer la nostalgie, et l'esprit humain est si
impénétrable que ces différentes causes évidentes
de la nostalgie peuvent aussi la faire disparaître,
même lorsqu'elle existe depuis longtemps.

Notons aussi la douleur causée par la mort d'un
parent ou d'un ami dont on est éloigné, les revers,

Rousseau. *Œuvres complètes*, t. VI, Paris, 1839.

les pertes de fortune, l'insuccès des entreprises
faites au loin du pays, les désirs longtemps cares-
sés et transformés en amères déceptions. Sandras [1]
l'a vue frapper en Pologne, en 1831, de jeunes Français partis pleins d'enthousiasme, et que leur éducation paraissait devoir en mettre à l'abri.

Indiquons aussi comme une des causes les plus
sûres, le séjour dans les hôpitaux pour des blessures ou des maladies. Les malades y reçoivent des
soins plus intelligents, mais moins affectueux que
ceux qu'ils auraient eus dans leur famille : ils dé-
plorent leur éloignement, redoutent de ne plus
revoir les objets de leur affection, et la crainte de
la mort vient encore augmenter cette conviction
qui les conduit à la nostalgie. Nous avons vu dans
une des ambulances de Paris assiégé, un jeune
Breton du Finistère atteint de bronchite qui avait
à ses côtés un de ses compatriotes parlant français et lui servant l'interprète. Ce dernier guérit
et quitta l'ambulance. A partir de ce moment, notre pauvre Breton qui allait mieux devint triste,
ne cessa de pleurer, garda le silence le plus absolu,
refusa de se nourrir, et mourut au bout de peu de
temps.

---

[1] Sandras. *Traité des maladies nerveuses.*

Nous en pourrions rapporter beaucoup d'observations, nous nous contenterons du fait suivant :
Un jeune mobile vendéen avait été blessé à l'Hay le 30 septembre 1870. Il était atteint d'une double fracture de la jambe gauche. Il avait traversé heureusement, avec le plus grand courage et la plus complète résignation les accidents les plus graves, et avait refusé de se laisser couper la jambe. Les fractures étaient en voie de consolidation, lorsqu'il fut pris du mal du pays. Il y avait alors près de quatre mois qu'il était en traitement, le bombardement était alors dans toute sa force, et les obus pleuvaient à l'ambulance et dans les environs. Il devint triste, rechercha la solitude, évita de parler à ses camarades qu'il avait égayés jusqu'alors, perdit l'appétit, et s'amaigrit rapidement. L'armistice arriva, le blessé espéra alors pouvoir retourner dans son pays, et sa santé s'améliora d'une façon notable. Il fut évacué sur l'ambulance établie à la caserne de Lourcine, mais il s'y ennuya tellement qu'il s'enfuit et revint demander asile à l'ambulance où il avait jusqu'alors été soigné. Les événements du mois de mars ne permettant pas de le renvoyer en Vendée, il retomba dans le même état de prostration ; les plaies qu'il avait encore à la jambe devinrent livides et prirent le plus mauvais caractère.

Tout enfin faisait prévoir une mort prochaine, lorsque l'insurrection vaincue, il devint possible de le
faire partir. Il était alors si faible qu'un de ses
parents fut obligé de l'accompagner ; il arriva heureusement, et nous avons su que quelque temps
après son retour au pays, il avait recouvré avec la
santé, la gaieté qui lui était habituelle.

Quelquefois la vue d'un enfant peut aussi produire la nostalgie. Le père de famille éloigné des
siens ne voit plus dans les enfants des autres que
son bonheur passé. Il les caresse comme s'ils lui
appartenaient, et toute son attention, toutes ses
idées sont fixées sur ces objets chéris dont il est
séparé. S'il n'a pas l'espoir de les revoir bientôt,
le chagrin qu'il éprouve se transforme rapidement
en nostalgie.

Les prisonniers de guerre fournissent aussi de
nombreuses victimes au mal du pays. Pendant les
heures si longues de la captivité, ils sont naturellement enclins à regretter leur pays, et tous les médecins militaires ont remarqué que placés dans des
conditions identiques à celles des autres blessés
ou malades, ils fournissent un effectif beaucoup
plus considérable à la mortalité, et on ne saurait
attribuer ce résultat à d'autre cause qu'à la tristesse et à la nostalgie qui en dérive. Pendant la

campagne de la Baltique, la frégate l'*Algérie* ramena en France des blessés français et des prisonniers russes de Bomarsund. Nous avons observé que ces derniers guérissaient beaucoup moins facilement, bien qu'ils fussent traités absolument de la même manière que nos soldats, et que plusieurs succombèrent pendant la traversée à des blessures relativement légères.

Telles sont, en général, les causes déterminantes d'ordre moral de la nostalgie. Elles agiront d'autant plus sûrement que les personnes qui s'y trouveront exposées seront placées dans un milieu plus différent de celui qu'elles auront quitté. Si l'éducation n'en met pas complétement à l'abri, il est incontestable qu'elle est moins fréquente chez les hommes à qui leur développement intellectuel permet de mieux apprécier leur situation, et qui trouvent dans la culture de leur esprit des motifs d'espérance et de consolation.

« Heureux, dit Fénélon, ceux qui se distrayent en s'instruisant, et se plaisent à cultiver leur esprit, l'ennui leur est inconnu. »

On observe surtout le mal du pays parmi ceux dont l'éducation s'est faite sous le toit paternel et qui ont contracté un besoin de relations affectueuses. Plus leurs premiers pas dans la vie, auront été doux, moins ils auront de courage et de fermeté pour résister au souvenir des temps heureux de leur jeunesse et de leur enfance.

On a cité des exemples d'individus qui étaient devenus nostalgiques simplement parce qu'ils avaient quitté leurs parents tout en continuant d'habiter le même pays. En voici un curieux exemple :

L..., Nicolas, né à Paris en 1847, sergent des mobiles de la Seine, entra à l'ambulance de l'École normale supérieure. Atteint de varioloïde après quelques jours, il est évacué le 16 septembre 1870 sur le Val-de-Grâce et guérit rapidement. M. le Dr Arnould, qui lui donnait des soins, crut remarquer chez lui de la tristesse ; sa physionomie respirait l'inquiétude, ses réponses étaient lentes et il paraissait tout à fait découragé. Malgré cela, il avait signé son exeat, lorsqu'il apprit, à la visite du lendemain, que le malade n'avait pu se lever. Interrogé avec bienveillance, il versa des larmes abondantes, raconta qu'il était né à Paris, et qu'il avait vécu jusqu'alors au milieu de sa famille, mais que son père, sa mère et ses deux sœurs avaient quitté la ville au moment du siége, et que la vue des lieux habités par les siens et maintenant déserts, lui déchirait le cœur ; que toutes les nuits il rêvait à sa famille, et il supplia le médecin de le garder encore quelque jours à l'hôpital. Il redoutait surtout de se retrouver au milieu de ses camarades dont la gaieté s'accordait si mal avec l'état de son esprit. Deux jours après, il demandait s'il ne pourrait, n'importe à quel prix, quitter Paris, promettant de s'engager dans un autre corps, après avoir embrassé sa famille dont il ne recevait pas de nouvelles. Il fut l'objet de soins particuliers de la part des sœurs, de l'aumônier et même de ses camarades d'hôpital. Sa tristesse persistait, mais était en quelque sorte moins aiguë, c'est à peine s'il touchait aux aliments qu'on lui servait, et sa maigreur était devenue extrême.

Un matin, il demanda à sortir, espérant trouver, à Passy, un parent qui pourrait lui parler de sa famille qu'il pleurait tant.

Nous devons maintenant, pour terminer cette longue énumération des causes de la nostalgie, étudier l'influence des changements de climat sur sa production. Nous pensons que les différences climatériques et les aspects du pays où l'homme se trouve inopinément transporté, peuvent déterminer cette affection, aussi bien que les modifications subies par l'organisme pour s'adapter au nouveau climat dans lequel il doit vivre. On entend dire partout que l'homme est cosmopolite, c'est vrai en tant qu'espèce, mais cela cesse de l'être lorsqu'il s'agit des races, et chacune de ces grandes divisions de l'espèce humaine vit sur un sol déterminé, et souffre lorsqu'elle en est éloignée; et le grand problème de l'acclimatement est encore loin d'être résolu.

Tous les êtres éprouvent le besoin de vivre dans leur pays natal, et languissent lorsqu'ils en sont éloignés [1].

Les nègres venus en Europe souffrent autant que les Européens qui vont s'établir dans les régions inter-tropicales, et la phthisie fait chez eux au moins autant de victimes que les affections dérivant du miasme palustre tuent d'Européens dans les colonies.

C'est vers les pays chauds que se porte aujourd'hui le courant d'émigration des races Européennes. M. le docteur Saint-Vel a parfaitement exposé les sentiments qui s'emparent de ceux que les hasards de la vie conduisent dans les régions intertropicales, et décrit ainsi la genèse de la nostalgie. « Si beau que soit le ciel des tropiques, il ne dissipe pas toujours les regrets et la tristesse de l'émigrant, premiers symptômes de la nostalgie. Elle se montre lorsque le sentiment de curiosité s'é-

---

[1] M. le Dr Jacolot, médecin-major de l'artillerie de la marine, nous a raconté qu'en 1852, pendant un voyage au Sénégal, il vit mourir un jeune gorille, qu'il élevait pour le Muséum, et qui succomba dans une traversée du Gabon à Gorée, après avoir présenté tous les signes physiques de la nostalgie. Il se cachait constamment, refusait toute nourriture, et il tomba vite dans un état d'émaciation qui amena bientôt la mort. L'autopsie fut faite avec le plus grand soin, et ne dévoila aucune lésion apparente qui pût justifier anatomiquement la mort.

mousse, et que l'alanguissement du corps se produit. D'abord tout est nouveau, imprévu, étrange ;
la végétation, les fleurs, les fruits, les animaux,
les aspects du sol, les phénomènes de la nature,
les mœurs, les usages, les costumes. Aussi la première impression est-elle ce sentiment indéfinissa-
ble de trouble, de plaisir et de malaise que renferme l'inconnu. Plus tard, l'émigrant se sent
isolé au milieu d'une population dont il ne partage
ni les joies ni les préjugés, et il est obligé de mener une existence monotone. »

Disons aussi que bien peu échappent à des accidents divers que Rochard [1] a désignés sous le nom
d'anémie des pays chauds et qu'il caractérise de la
manière suivante : Les forces diminuent, l'appétit
se perd, et l'activité physique et intellectuelle s'é-
teint. Beaucoup s'exagèrent l'importance de ces
désordres qui ne compromettent pas l'existence, et
s'imaginent qu'ils sont incapables de vivre dans le
pays où le sort les a jetés. Il se peut aussi, comme l'a
dit Thévenot [2], que l'état de langueur dans lequel
ils tombent, résulte véritablement de leur inaptitude à vivre dans les conditions du climat nou-

---

[1] *Nouveau dict. de méd. et de chir. prat.* (acclimatement), t. I.
[2] Thévenot, *Traité des maladies des Européens dans les pays
chauds.*

veau, et que la nostalgie ne soit chez eux que le résultat d'un besoin vital non satisfait. Dans un rapport au ministre de la marine, l'amiral Dupré, gouverneur de la Cochinchine, écrivait qu'un grand nombre des jeunes marins qui arrivaient à Saïgon avaient une crainte exagérée du climat, et étaient d'abord en proie à une grande tristesse qui aurait pu déterminer la nostalgie, si elle se fût prolongée, mais qui disparaissait rapidement dès qu'on les avait répartis dans les différents postes, ou à bord des bâtiments de la station.

CHAPITRE II

DE LA NOSTALGIE CHEZ LES DIFFÉRENTS PEUPLES

L'étude de la nostalgie chez les différentes nations présenterait à coup sûr un grand intérêt.
Malheureusement nous n'avons pu nous procurer à
ce sujet des renseignements aussi complets que
nous l'eussions désiré, et bien que la nostalgie soit
fréquente en Allemagne, nous n'avons pas cru devoir nous adresser aux médecins de ce pays. Nous
avons su par M. le docteur Castella de Fribourg,
que la nostalgie a fait pendant la guerre de nombreuses victimes parmi les soldats de la landwehr
allemande, et dans un récent voyage que nous avons
fait en Alsace, nous avons appris qu'elle se montre
encore très-fréquente parmi les soldats qui y séjour-
nent, ainsi que dans les départements occupés.

Les notes que nous avons recueillies ailleurs, et
celles qui nous ont été transmises par de distingués confrères étrangers, suffiront, nous l'espérons, pour faire apprécier les conditions générales
de mœurs et d'habitation qui peuvent avoir de l'influence sur le développement du mal du pays.

Peuples sauvages. — Tous les hommes sentent
le besoin du sol natal, et la nostalgie est connue
de tous les peuples : « Chacun, ici-bas, dit Alibert,
s'imagine que son pays natal est distingué des autres par des faveurs singulières, par des attributs
rares et particuliers. La nature a eu besoin de cette
illusion pour retenir chaque homme dans ses
foyers. »

En général, le mal du pays est en raison inverse
de la civilisation ; il se montre avec énergie chez
les peuples les plus sauvages, et Sagar a dit justement qu'on aime d'autant plus son pays qu'on est
plus près de l'état de nature. L'impression que les
peuples primitifs ressentent des objets qui les frappent dès leur jeune âge, est d'autant plus forte
qu'ils sont moins variés ; elle s'identifie avec eux,
et forme insensiblement ces liens indestructibles

---

[1] Alibert, *Physiologie des passions.*

et touchants qui les attachent au lieu de leur naissance. Ce n'est qu'en luttant sans cesse contre elle,
que la nature leur a permis de vivre au milieu des
glaces éternelles du pôle ou dans les sables brû-
lants des déserts, et il semble que les lieux les
plus disgraciés sont ceux qui retiennent leurs
habitants par les liens les plus forts. Ils les préfèrent aux plus belles contrées du monde, et à tous
les avantages qu'elles peuvent offrir. Nulle part
cette influence ne se fait sentir plus vivement que
dans les contrées montagneuses et dans les pays
du Nord, où les habitations sont pour la plupart
disséminées à plusieurs lieues de distance, et où
l'homme vit solitairement.

Les Lapons éloignés de leurs régions de glaces et
de ténèbres regrettent leurs cabanes enfumées et
leurs champs de neige. Foissac [1] rapporte qu'un
Lapon amené en Pologne avait été élevé avec le
plus grand soin, et avait manifesté pour l'étude
une aptitude singulière. Un insurmontable ennui
s'empara bientôt de son cœur, il chercha vainement à se distraire en se plongeant dans l'ivresse,
et finit par se sauver et regagner à pied sa froide
et monotone patrie.

----

[1] Foissac, *Hygiène de l'âme*, Paris, 1863.

On raconte que des Groënlandais qui avaient été transportés en Danemark furent pris d'un tel désir de retourner dans leur pays, qu'ils bravèrent une mort certaine en s'exposant dans de petits canots à traverser pour le rejoindre les mers immenses qui les en séparaient.

La nostalgie est connue des Indiens de l'Amérique du Nord qui fuient devant les progrès incessants des pionniers anglo-saxons, et dont les dernières tribus luttent encore pour leur indépendance et la possession de leurs immenses forêts giboyeuses, qui doivent fatalement disparaître avec eux.

L'auteur que nous venons de citer, rapporte aussi qu'un évêque avait fait élever à Rome quelques enfants pris parmi les peuplades sauvages de son diocèse. Cette éducation fut difficile : il fallait lutter sans cesse contre le retour à l'indépendance primitive. Deux succombèrent à la nostalgie, et après dix ans de séjour en Italie, les deux autres furent renvoyés en Amérique. A peine avaient-ils remis les pieds sur le sol de leurs forêts vierges, que l'amour du pays qu'une si longue absence n'avait pu effacer se ranima subitement, s'empara d'eux et domina tellement tous leurs actes, qu'ils perdirent toute énergie morale et intellectuelle, et furent absolument perdus pour leur mission.

« Comment nous séparer de la terre qui garde nos ancêtres ? Dirons-nous à leurs ossements de se lever et de nous suivre ? répondit un chef Caraïbe invité à venir en Europe. » Il semblait prévoir que sa race tout entière était condamnée à périr, et en effet, elle a totalement disparu du golfe du Mexique.

Alibert raconte en ces termes l'histoire d'une jeune Indienne âgée de neuf ans qui, recueillie dans les forêts où elle s'était égarée, finit par abandonner une bienfaitrice qu'elle chérissait pour retourner vivre au milieu de sa tribu [1]. « Adoptée par une famille opulente, Couramé vit en vain toutes les jouissances du luxe et de la fortune accumulées autour d'elle, conspirer contre le souvenir de sa misérable patrie. Ramenez-moi, s'écriait-elle, ramenez-moi au pays où je suis née ! Oh ! ma mère, suis-je donc oubliée de toi ! » Malgré les biens, malgré la faveur dont on la comblait, Couramé était sans cesse rêveuse et mélancolique. On remarquait en elle cette tristesse profonde qu'éprouvent tous les êtres qu'on a transplantés. Elle languissait comme ces arbrisseaux qui se courbent et se dessèchent quand on veut les faire croître sur un terrain qui les repousse ; elle soupirait après la terre natale. Il y avait dans ses regards quelque chose de vague et de distrait qui semblait l'isoler des personnes qui l'entouraient. Couramé questionnait avec

Alibert, ouvrage cité.

avidité tous ceux qui revenaient de la rivière d'Approua-
gue. On lui avait dit que le pays où elle avait reçu le
jour était à l'est de Cayenne, aussi avait-elle constamment les yeux tournés vers le soleil levant. Enfin, dans
ses promenades journalières, elle ne pouvait contempler la surface de la mer sans être tourmentée du vif
désir de retourner aux lieux où elle avait pris naissance.
Une ambassade de sa tribu étant venu à Cayenne, elle
s'enfuit avec ses compatriotes et fut rencontrée plus tard,
heureuse mère de famille, au milieu de sa tribu par le
Dr Valayé.

Le mal du pays n'est pas rare non plus chez
les négresses et les créoles qui ont suivi leurs maîtres en Europe, et l'on est obligé de les renvoyer
aux colonies. Nous en connaissons un exemple
tout récent. Une négresse ayant accompagné son
maître à Paris pour suivre un jeune enfant qu'elle
avait vu naître, n'y resta que deux ans, et malgré
l'affection qu'elle portait à toute la famille qu'elle
avait librement suivie, on fut obligé de la renvoyer
aux Antilles, il y a six mois.

Il en est de même des habitants des archipels
de l'Océanie. Le capitaine Cook rapporte qu'ayant
pris à son bord deux sauvages de la Nouvelle-Zé-
lande, il les vit devenir nostalgiques dès qu'ils eurent perdu de vue les côtes de leur île. Il amena
plus tard à Londres un indigène des îles de la So-

ciété qui ne tarda pas non plus à désirer retourner dans son pays, et qui témoigna un contentement d'autant plus grand que le jour de son départ approchait. Nous en dirons autant des habitants de la Nouvelle-Calédonie que nous avons abandonnés à eux-mêmes. Ceux qu'on a amenés en France y sont morts, et dans leur propre pays, notre voisinage leur a été funeste. L'absinthe, l'eau-de-vie et le tabac sont devenus des causes de maladies qui font parmi eux de grands ravages, et il est probable que refoulée de plus en plus par nos colons, la race Kanaque s'éteindra prochainement.

Mais c'est assez parler de tous ces peuples dont la plupart sont appelés à se mêler aux races Européennes qui envahissent leur pays, ou à disparaître devant elles ; c'est la loi du progrès constant de l'humanité. Arrivons maintenant à la nostalgie chez les nations civilisées.

France. — Le Français est de tous les peuples celui qui aime le plus son pays et qui le laisse le moins volontiers. On peut dire que jusqu'à présent il ne s'est pas montré colonisateur. Il n'est pourtant ni moins industrieux, ni moins habile, ni moins laborieux que l'Anglais ou l'Allemand, mais il se laisse plus volontiers retenir par les liens de famille, par l'attrait du sol natal, et comme l'a répété M. d'Haussonville lors de la discussion de la loi sur la déportation, suivant une expression que l'on a voulu rendre ridicule et qui n'est que touchante, par l'amour du clocher. C'est en effet celui de tous les peuples de l'Europe qui s'expatrie le moins, et on nous permettra de dire que c'est celui qui aurait le plus besoin de voyager. On n'a pas oublié que Danton engagé par ses amis à sauver sa vie par la fuite, répondit fièrement : Emporte-t-on sa patrie à la semelle de ses souliers. Pendant la Révolution, on a vu des émigrés dont la tête était mise à prix, renoncer à tous les avantages que l'étranger leur offrait, à la sécurité qu'ils trouvaient dans un exil qu'ils avaient lieu de croire limité, essayer de rentrer en France, et s'exposer à tous les dangers; et beaucoup ont payé de leur vie ce sentiment de l'amour du pays qui les poussait à y revenir.

Si l'on jette les yeux sur la carte du développement de l'instruction en France, et sur celle du réseau des voies de communication qui la sillonnent, et si en même temps on cherche le nombre de nostalgiques que fournit chaque province, on arrive à ce résultat que le mal du pays est d'autant plus fréquent que l'instruction est moins dévelop-

5.

pée, et que les voies de communications sont plus insuffisantes.

La Bretagne est la province qui en donne le plus grand nombre ; viennent ensuite les départements de l'Ouest et ceux du Midi. La population de la Bretagne est homogène, et pour ainsi dire isolée. Depuis bien des siècles elle a échappé aux malheurs des invasions qui ont tant de fois inondé la France, et a conservé avec un sentiment religieux très-profond, les mœurs et jusqu'aux costumes de ses ancêtres.

En général les impressions des Bretons sont bornées à un très-petit espace, et leurs affections sont concentrées dans une limite très-étroite. Leur caractère est sombre et porté facilement à la tristesse ; et lorsqu'ils l'ont quitté, ils restent indifférents à tout ce qui n'est pas leur pays, et à ce qui les éloigne de ses usages. Ils parlent une langue distincte, et un très-petit nombre entend le langage de la patrie commune. Nous savons de source certaine que parmi les Bretons du Finistère venus à Paris au moment de la guerre, il y en avait la moitié qui ne comprenaient pas le français.

La vie de famille est très-développée en Bretagne, et il est rare qu'un Breton ne vienne pas s'établir dans le village où il est né. Enfin ajoutons que la

propriété y est très-divisée, et que les Bretons s'é-
loignent très-difficilement du champ que leur ont
transmis leurs ancêtres et de la chaumière où ils
sont nés, et où ils ont résolu de mourir. Ils sont
donc doublement attachés à leur sol par ce sentiment de la famille et par celui de la propriété. A
peine l'ont-ils quitté qu'ils sont tourmentés du
désir d'y revenir, qu'ils regrettent leurs champs
incultes, leurs bruyères et leurs rochers, et qu'ils
veulent revoir les rivages battus par la tempête et
les falaises abruptes d'où ils ont si souvent contem-
plé l'Océan. Il n'y a que peu d'années qu'une voie
ferrée traverse la Bretagne, et l'instruction primaire y est encore aujourd'hui dans un état d'infé-
riorité déplorable, il ne faut donc pas s'étonner,
d'après toutes les considérations que nous venons
d'indiquer, si la Bretagne fournit à elle seule autant de nostalgiques que tout le reste de la France.

Les habitants des petites îles de l'Océan qui sont
pris par le service militaire et envoyés dans les
garnisons de l'intérieur, sont aussi très-fréquemment frappés par le mal du pays ; nous en dirons
autant des Corses.

A mesure que l'on descend vers le Midi on voit
les populations de moins en moins exposées à la
nostalgie. Les habitants des départements pyré-

néens ont bien aussi une langue particulière, mais excepté les Basques qui se sont conservés purs de tout mélange, la population est loin de présenter l'homogénéité de celle de la région de l'Ouest.

Placés sur le trajet de tous les envahisseurs qui se sont disputé les deux versants des Pyrénées, ils, se sont mélangés forcément, et sont devenus de moins en moins attachés à leur sol. Tous les peuples de l'Europe et les Sarrasins s'y sont successivement donné rendez-vous, et le caractère des habitants participe de ceux des races si diverses qui sont venues contribuer à ce mélange. Ils sont énergiques, intelligents et s'expatrient volontiers. Ce sont les meilleurs colons de l'Amérique du Sud ; admirablement appropriés aux exigences de la colonisation, ils en supportent à merveille toutes les épreuves, et la nostalgie ne fait parmi eux que peu de victimes. Laurent et Percy rapportent cependant qu'à l'armée des Pyrénées-Orientales, la nostalgie sévissait sur les soldats des pays méridionaux qui se trouvaient transportés d'un pays plat dans des lieux élevés, mais ils ajoutent que l'impression mélancolique produite par ce déplacement, n'était jamais ni très-vive, ni très profonde.

La nostalgie est bien plus rare chez les habitants du Nord et du Centre de la France. On pouvait le prévoir, car c'est parmi eux que l'instruction est le plus développée, et c'est aussi dans cette partie du territoire que les voies de communication sont les plus nombreuses. Elles facilitent en les multipliant les relations des habitants, qui ne restent plus alors restreintes à la famille; l'amour du sol natal s'efface de bonne heure, et la nostalgie n'a chez eux que peu de prise.

Les habitants des montagnes, ceux de l'Auvergne et de la Creuse, aussi bien que ceux des Alpes françaises sont habitués dès leur enfance à des émigrations périodiques, et leurs retours annuels dans leurs montagnes les empêchent de les regretter. Quelques-uns s'établissent dans les villes pour y exercer diverses industries, mais en général ils n'y demeurent que le temps nécessaire pour acquérir de quoi vivre dans leur pays, et ce résultat obtenu, ils y retournent pour ne plus le quitter.

Dans le Nord, où les grandes industries occupent beaucoup de monde, les villes sont rapprochées et nombreuses, et en général la nostalgie est plus rare dans les centres industriels que dans les pays dont l'agriculture constitue la richesse, mais on a remarqué que les Normands qui viennent en condition dans les villes y sont assez sujets.

Il nous reste à dire un mot des jeunes filles qui

abandonnent la campagne pour venir dans les villes se placer comme domestiques, ou se consacrer à l'industrie. Michelet l'a dit avec raison, dans aucun pays le sort de la femme des champs n'est aussi misérable. Son travail est excessif, et il semble naturel qu'elle cherche à s'y soustraire pour venir dans les villes participer aux douceurs de la vie bourgeoise. Cette tendance à l'émigration tient aussi à la direction apportée à son éducation. On lui apprend à l'école à faire des ouvrages de luxe, et elle finit par trouver au-dessous d'elle les travaux des champs. C'est à ce point qu'il est rare, dans les campagnes où l'instruction est répandue, de trouver des jeunes filles qui consentent à soigner les bestiaux, et à s'occuper des travaux agricoles. Beaucoup se lassent de leur nouvelle servitude ; le mal du pays s'en empare, et elles retournent dans leur village ou vont encombrer les hôpitaux. D'autres n'osent plus retourner dans leurs familles, et abandonnent les maisons où elles étaient placées pour courir après une indépendance illusoire qui les conduit fatalement à la débauche et à la misère. Elles s'unissent alors aux ouvrières des grandes villes, et personne n'ignore aujourd'hui que c'est parmi ces dernières que les idées révolutionnaires font le plus de progrès. Le communisme

a trouvé chez elles des adeptes aussi convaincues
que dévouées. On les a vues s'enrôler sous la ban-
nière du socialisme, et y apporter cette ardeur et
cette persévérance que les femmes mettent toujours
au service des causes qui les entraînent. Cela tient
croyons-nous, à l'affaiblissement des croyances
religieuses, aussi bien qu'à leur ignorance absolue,
et les idées politiques qui les dominent, ne leur
laissent plus le loisir de songer à leur village,
qu'elles ont totalement oublié.

Alsace. — Parlerai-je de l'Alsace que le traité de
Francfort nous a ravie? Si l'Allemagne s'est empa-
rée de la terre, elle n'a pas conquis le cœur de ses
habitants. Sa situation l'a de tout temps exposée
aux malheurs de la guerre, et sa population a été
modifiée par des croisements continuels. Cependant ses habitants restent pour nous les dignes fils
de ces Francs vainqueurs autrefois des Romains et
des Allemands, et ils entretiennent dans leur cœur
les vieux souvenirs qui les rattachent à nous. L'Alsace se dépeuple, et nous doutons que ses fils témoins et victimes de la dernière guerre, travaillent
jamais à l'accroissement de la force du peuple allemand. La mémoire de Kellermann et de Kléber les
inspire dans leur ardent patriotisme; ils préfèrent

rejoindre les régiments français où leurs pères ont
si noblement servi, et l'on sait que l'Allemagne
n'a trouvé dans ce pays qu'un très-petit nombre
de recrues. Malgré leur goût prononcé pour les
armes, un grand nombre d'Alsaciens étaient autrefois atteints de nostalgie. Il est probable, dans les
nouvelles conditions où la guerre les a placés, que
leurs souvenirs s'ajouteront aux difficultés physiques et matérielles de leur exil, et qu'ils seront
en grand nombre atteints du mal du pays, et qu'ils
regretteront à la fois leur sol natal et leur patrie.
Malgré les vieilles chartes qui témoignent de l'u-
nion de l'Alsace et de l'Allemagne, ses destinées
sont confondues avec celles de la France, et les infortunés qui préfèrent l'expatriation au joug allemand nous paraissent des victimes désignées
d'avance à la nostalgie. Paysans, ils regretteront
les montagnes et les champs dont ils sont dépossé-
dés; habitants des villes, les cités ouvrières qui,
grâce à l'initiative d'un Alsacien resté Français,
M. Dolfus, s'étaient propagées, en y amenant le
bien-être, dans tous les centres manufacturiers de
l'Alsace.

Suisse. — De tout temps la nostalgie a été fréquente en Suisse, et on l'y observe encore assez

souvent. On la rencontre surtout chez les habitants
des cantons primitifs et montagneux, et elle prédomine dans ceux ou l'on parle la langue allemande,
abstraction faite de tout degré d'instruction, dont
le niveau est assez élevé dans tous les cantons
Suisses. Par contre, la nostalgie est beaucoup moins
commune dans les parties françaises et italiennes
du pays. On la voit rarement chez les jeunes filles
qui vont en domesticité dans les villes suisses, et
dans ce cas, elle affecte principalement celles qui
viennent des pays de montagne. M. le docteur Castella, de Fribourg, qui a mis son dévouement et
sa science au service de nos malheureux soldats ré-
fugiés dans son pays, attribue la production de la
nostalgie à la configuration particulière de la Suisse,
qu'on ne retrouve pour ainsi dire nulle part ailleurs, à l'air pur qu'on y respire, et qui semble
être un élément indispensable à l'existence de
ses habitants, aux dialectes et aux idiomes particuliers de la Suisse, et à la vie de famille très-
developpée dans la plus grande partie des cantons, et notamment dans la Suisse allemande.
Tous les Suisses sont enthousiastes de la liberté,
chérissent leur patrie, s'intéressent au sol qu'ils
cultivent, et connaissent l'histoire du canton où
ils sont nés. Ils remercient Dieu, dit Zimmermann,

de la tranquillité dont ils jouissent dans leurs montagnes, et à l'ombre de leurs forêts. La nostalgie est chez eux le résultat de la solitude aussi bien que de l'imagination, et l'éloignement de leur pays, éveille chez eux des regrets insurmontables. M. Castella, reprenant une idée déjà émise par Coray, considère comme une cause puissante de nostalgie chez les Suisses les institutions politiques dont ils jouissent, et qu'on a tenté tout récemment de leur ravir, institutions auxquelles la Suisse doit son bonheur, son indépendance et sa liberté.

Italie. — La nostalgie a beaucoup diminué en Italie. Les populations riveraines, les Génois particulièrement s'expatrient volontiers, et choisissent pour s'y établir des climats chauds, semblables à celui de leur pays. Ils ne paraissent guère prédisposés à la nostalgie, et la plupart se fixent définitivement dans l'Amérique espagnole et renoncent pour toujours à leur patrie. Les montagnards des Alpes et des Apennins y sont plus sujets, et chez eux l'amour du sol paraît avoir des racines plus profondes, mais si presque tous reviennent à leur clocher, ce n'est généralement que lorsque la fortune leur a souri.

Lorsque l'Italie était divisée en une foule de pe-

tits États, la nostalgie était relativement très-fréquente dans le Piémont, et nous tenons d'un
médecin distingué de Turin, M. le professeur Giordano, que lorsque la brigade de Savoie composée
presque exclusivement de montagnards, était en
garnison dans cette ville, on était obligé pour prévenir la nostalgie, de loger les soldats dans les
casernes de la Porte de Suze, d'où ils pouvaient
voir leurs montagnes, plutôt que dans celle du
côté opposé de la ville. A Gênes, l'autre des garnisons qui lui était exclusivement destinée, les cas
de nostalgie se montraient beaucoup plus souvent.
La brigade des Sardes, formée au contraire en grande
partie d'insulaires donnait aussi un certain nombre
de nostalgiques lorsqu'elle tenait garnison dans les
villes de l'intérieur du Piémont. Maintenant que
l'unité de l'Italie est un fait accompli, on mêle dans
les régiments tous les conscrits, et on les trans-
porte d'une extrémité à l'autre du nouveau
royaume. La nostalgie est devenue moins commune,
et c'est encore chez les soldats sardes et siciliens
qu'on l'observe le plus. Pendant la période trien-
nale de 1867 à 1870 l'armée italienne a présenté
un total de 203 cas de nostalgie primitive qui ont
occasionné 8 décès, et le nombre moyen des nostalgiques traités chaque année dans les hôpitaux

est de 68, ainsi que cela résulte des renseignements statistiques obligeamment mis à notre disposition, par M. le docteur Marchiandi, médecin
de l'hôpital militaire de Turin.

Comme partout, le mal du pays s'observe aussi
chez les jeunes filles qui s'expatrient dans les
villes. Ce sont, en général, nous a dit M. Giordano,
des Savoisiennes, des Génevoises, et des monta-
gnardes d'un tempérament nerveux. Quant à celles
des vallées où le crétinisme est endémique, celles
de la vallée d'Aoste, par exemple, elles gagnent
plutôt en s'éloignant de leur pays, et cette amélioration de leur santé, résultat évident de leur
déplacement, neutralise peut-être pour elles l'écho
lointain de la cloche de leur village.

Angleterre. — Les Anglais sont rarement atteints
par le mal du pays; leur esprit aventureux les en
préserve, et l'on peut dire que pour eux la patrie
est partout où flotte le pavillon britannique. L'Amérique du Nord a été colonisée par des condamnés
anglais, il en est de même de l'Australie, mais indépendamment de ces déportés pour des délits de
droit commun, nous rappellerons que de nombreuses familles se sont expatriées volontairement
pour fuir les persécutions religieuses, et enfin que

leurs familles accompagnent aussi très-souvent
ceux qui vont faire le commerce dans tous les pays
du monde, et qu'il est rare qu'ils retournent dans
le pays qui les a vus naitre. Mais cela dépend aussi
des contrées où le hasard les a jetés. Ceux qui vont
en Chine, aux Indes, au Chili ou dans les comp-
toirs si insalubres de la côte d'Afrique n'y font pas
de longs séjours, et dès qu'ils ont trouvé la fortune après laquelle ils ont couru si loin, ils se
hâtent de se soustraire à l'influence pernicieuse du
climat, et de revenir en Angleterre. On pourrait
dire qu'ils ont cette espèce de nostalgie qu'a décrite Thévenot, et qui serait le résultat de leur
inaptitude organique à vivre dans ces climats si
différents de celui de leur pays.

Ceux, au contraire, qui vont au cap de Bonne-
Espérance et en Australie, s'y fixent pour toujours,
et les villes qu'ils ont fondées, et dont la prospérité
ne fait que s'accroître, font l'admiration des voya-
geurs qui les visitent. D'une façon générale, on
peut dire que les Anglais éloignés de leur patrie
n'y restent pas moins très-attachés, et se montrent
partout jaloux de sa grandeur, mais que le sol natal n'a pour eux que peu d'attraits, et que son souvenir s'efface bien vite devant leurs préoccupations
commerciales.

Depuis le commencement du siècle l'Irlande s'est dépeuplée, et ses habitants autrefois si attachés à leur sol s'en séparent facilement, et émigrent vers l'Amérique du Nord. Ils y pratiquent en paix la religion de leurs pères, et dès qu'il sont gagné quelque argent ils se hâtent de faire venir les parents qu'ils n'avaient pu emmener avec eux.

La nostalgie ne se montre plus dans l'armée. Les soldats sont volontaires, la solde élevée qu'ils touchent, le service peu pénible qu'on leur demande, la faculté qu'ils ont de se faire accompagner par leur famille dans leurs différentes stations, sont autant de raisons qui les préservent du regret du sol natal. Les Écossais eux-mêmes ne sont plus comme autrefois atteints du mal du pays, mais ils sont encore sensibles au souvenir de leurs vieilles coutumes, et leurs chants nationaux ont sur leur imagination un puissant empire. Au siége de Lucknow, qui arrêta si longtemps l'armée anglaise pendant la révolte de l'Inde, le 57e régiment, composé de Highlanders, se précipita à l'assaut au son des pibrocks de l'Écosse, et ces airs qui les avaient bercés dans leur enfance, enflammèrent tellement le courage des soldats, que leur élan fut irrésistible, et la ville enlevée. Des officiers anglais nous ont assuré que la nostalgie n'avait pas sévi sur les

troupes qui partagèrent avec nous les fatigues du
siége de Sébastopol, et que la campagne d'Abys-
sinie n'avait pas donné lieu à son développement.
Nous avons déjà dit que depuis quinze ans elle n'a
pas été signalée une seule fois dans le bulletin de
statistique médicale de la marine anglaise.

Islande. — Nous terminerons cette trop rapide
et trop incomplète revue par quelques mots sur
l'Islande. M. le docteur Jacolot[1], qui a fait deux
voyages dans ce pays, nous a donné dans sa thèse
des renseignements très-précieux sur les mœurs
de ses habitants. Il a entendu bien des fois pendant son séjour à Reikiavick citer des traits admi-
rables d'attachement au pays, et des cas de nostalgie que le retour dans l'île avait guéris comme
par enchantement. Ce n'est pourtant pas un Eldo-
rado ni une île fortunée que cette pauvre Islande
perdue dans les brumes et les glaces des mers po-
laires. Le bien-être y est inconnu ; ce qui n'empêche pas les habitants qui la quittent d'éprouver
rapidement toutes les angoisses de la nostalgie. On
ne pourrait accuser chez eux ni le défaut d'instruction, ni l'ignorance des langues étrangères. Il n'y a

[1] Jacolot, *Thèse inaugurale.* Paris, 1861.

pas au monde de population plus instruite. Tous
savent lire et écrire, le latin est familier à un
grand nombre, et au collége de Reikiavick on en-
seigne l'hébreu, l'anglais et l'allemand. M. le docteur Jacolot a connu plusieurs personnes qui parlaient toutes ces langues très-couramment, et qui
s'exprimaient aussi dans le français le plus correct.
On lui a assuré que des jeunes gens d'une instruction déjà avancée, obligés d'aller à Copenhague
pour terminer leurs études ou pour des affaires de
commerce, étaient pris d'un regret du pays si prononcé qu'ils en devenaient malades, et qu'ils sa-
crifiaient tous leurs intérêts pour retourner dans
leur île.

Mais il ne faut pas oublier que l'Islande offre
un aspect très-pittoresque, que les mœurs y sont
patriarcales, que les communications entre les habitants sont peu fréquentes, et que la nécessité où
ils sont de se rapprocher pour résister au froid
rigoureux de leur long hiver, leur crée des relations aussi puissantes qu'elles sont restreintes, et
qu'ils ne peuvent y renoncer sans regret. Ce sont
donc toutes ces causes réunies qui les prédisposent
à la nostalgie.

CHAPITRE III

DES SYMPTÔMES DE LA NOSTALGIE

Morositas, pervigilio, anorexia, asthenia[1].

Nous nous proposons dans ce chapitre de décrire les symptômes de la nostalgie. Beaucoup des auteurs qui ont écrit sur ce sujet ont cru devoir la diviser en degrés, suivant la gravité des symptômes, mais nous avons pensé qu'il valait mieux, sans nous arrêter à cette division arbitraire, étudier successivement les troubles des fonctions qu'elle présente, depuis le simple ennui nostalgique, qui est sans influence bien marquée sur l'organisme, jusqu'à sa forme la plus grave, qui s'accompagne des accidents les plus divers et les plus terribles.

[1] Sauvages. *Nosogr. méthod.* t. II.

6

Nous croyons devoir étudier d'abord les troubles pshychiques de cette affection, et d'indiquer ensuite le retentissement qu'ils ont sur les principales fonctions organiques.

On peut dire que depuis un siècle l'étude des maladies a fait d'immenses progrès, et que des découvertes successives ont imprimé à la science médicale et à sa pratique, la plus heureuse impulsion. L'observation particulièrement est devenue plus parfaite, et, sans nous laisser entraîner par des inspirations théoriques, nous nous servirons des faits que nous avons recueillis, nous les comparerons, et par leur rapprochement nous pourrons arriver à la détermination de la nature de la nostalgie, et à sa classification nosologique.

Après avoir étudié les symptômes de la nostalgie, leur marche, les terminaisons dont elle est susceptible, nous aurons à étudier les complications qu'elle présente, et son influence sur les maladies pendant le cours desquelles elle a pris naissance. Nous dirons un mot de la nostalgie suraiguë décrite pour la première fois par Larrey, et après lui par un certain nombre de médecins inspirés par les doctrines de Broussais, et nous terminerons par quelques considérations sur l'anatomie pathologique, le diagnostic et le pronostic de cette affection.

Les quatre mots de l'auteur de la nosographie méthodique que nous avons écrits en tête de ce chapitre caractérisent la nostalgie, et indiquent l'ordre d'apparition de ses symptômes. La nostalgie commence, en effet, par une mélancolie profonde, et ce n'est que par la persistance de l'idée fixe du malade, et par l'application incessante de son esprit sur un seul objet, que les principales fonctions organiques sont frappées à leur tour, et ressentent l'influence du trouble profond du système nerveux. L'activité physiologique qui unit toutes les fonctions de l'organisme est détruite, et l'on conçoit sans peine que le système nerveux troublé dans son dynamisme réagisse sur les principaux organes qu'il anime, et dont il coordonne les fonctions ; qu'elles soient frappées d'inertie, et que la résistance vitale finisse par être pour ainsi dire sidérée.

Nous nous occuperons d'abord de la nostalgie essentielle, c'est-à-dire de celle qui survient spontanément, en dehors de tout autre état morbide.

La nostalgie se révèle par une attitude réservée et taciturne qui contraste avec les habitudes antérieures du malade. Il perd sa gaieté, son énergie, devient inattentif à ce qui se passe autour de lui, et craint d'envisager l'avenir. Le nostalgique est mécontent de lui-même, s'irrite quelquefois, mais est le plus souvent en proie à une timidité excessive, et pleure facilement. Les travaux qu'il accomplissait autrefois avec plaisir, et les obligations auxquelles il se soumettait sans murmure, n'excitent plus en lui que l'indifférence et le dégoût. Son idée fixe le poursuit et le préoccupe, il éprouve un vide que rien ne peut suppléer, et cette inquiétude vague se convertit bientôt en un sentiment douloureux qui ne lui laisse aucun repos, et que ses larmes sont impuissantes à apaiser.

OBSERVATION. — Au mois de mai 1856, M. X..., âgé de 27 ans, étudiant en médecine, d'un caractère ferme et énergique et d'une bonne constitution, fut embarqué en qualité de chirurgien auxiliaire sur l'un des vaisseaux de la mer Noire, et se trouva forcé de partager la vie du poste des aspirants de marine, tous beaucoup plus jeunes que lui. Il avait à peine quitté la France que son moral se trouva profondément affecté, et qu'il se trouva mal à l'aise au milieu de la gaieté bruyante de ses camarades. Son énergie disparut graduellement et fit place à une timidité si excessive, qu'il ne pouvait répondre aux questions qu'on lui adressait, et qu'il versait, sans motif apparent, des larmes abondantes. Le chirurgien-major le fit bientôt débarquer, et il passa quelque temps à l'hôpital de Thérapia. Son entourage était plus en rapport avec ses goûts et ses habitudes, il resta cependant toujours triste et recherchant la solitude, sans se mêler jamais aux plaisirs de ses compagnons. Rappelé en France au mois d'août, sa timidité disparut dès qu'il eut mis le pied sur le navire qui devait le rapatrier. Cette timidité et ce besoin de pleurer étaient véritablement pathologiques, et si bien dus à la nostalgie, qu'ils cessèrent brusquement dès que le malade eut la certitude de revenir dans son pays.

OBSERVATION. — M. X..., âgé de 16 ans, fils d'un banquier d'une des principales villes du Nord, fut placé en pension chez les Dominicains, à Arcueil. A peine était-il arrivé, qu'il fut pris d'une grande tristesse, devint vite incapable de s'appliquer à aucun travail, et fut obligé d'entrer à l'infirmerie. Il ne parlait à personne, restait sourd aux encouragements de ses maîtres, et matin et soir on le surprenait pleurant à chaudes larmes, et ne cessant d'embrasser la photographie de sa mère. Ni les exhortations de ses maîtres, ni les lettres affectueuses qu'il recevait journellement de sa famille ne purent le consoler. Après quelques mois de séjour au pensionnat, il fut rappelé dans sa famille. Il manifesta, en arrivant chez lui, la joie la plus bruyante, couvrit de baisers tous ses parents, ses domestiques et jusqu'aux portes de la maison paternelle. Depuis lors son caractère redevint ce qu'il avait d'abord été, et il travailla avec plaisir, ce qu'il n'avait jamais pu faire pendant son séjour à Arcueil.

Le nostalgique recherche l'isolement : il fuit le monde qui l'environne, et sa pensée s'attache avec une fixité de plus en plus opiniâtre aux tableaux

que son imagination lui retrace de son pays, de sa
famille, de ses amis, et son état ne fait que s'aggraver par le retour constant de la même idée et
par l'absence de toute distraction. On dirait que
son imagination ne descend pas sans regret du
monde idéal où elle s'est égarée, et qu'elle en rapporte une sorte de répugnance pour les relations
ordinaires du monde. Elle parcourt constamment
et fatalement le même cercle, et le nostalgique se
représente sans cesse ce qu'il regrette et ce qu'il
craint de ne plus revoir. Tout ce qui l'a jadis agité,
tout ce qui s'est gravé dans son esprit, lui apparaît
alors et le poursuit sans relâche. Il reste seul avec
la plaie de son cœur, fuit tout ce qui pourrait le
détourner de la direction prise par son esprit, et
le souvenir de son clocher, de sa famille est encore
exalté par la crainte et la certitude imaginaire de
ne plus les revoir. Il fuit alors les personnes qu'il
aimait le mieux, redoute leur compassion à laquelle il ne veut pas croire, et leurs consolations
n'ont pour résultat que d'aigrir encore sa passion.
L'isolement qu'il recherche pour s'y soustraire lui
devient d'autant plus funeste qu'il n'est plus distrait, et que son délire y puise une nouvelle ardeur. Son âme tombe dans l'abattement, et tout ce
qu'il avait de vigueur s'éteint peu à peu.

Observation. — Le nommé P. Ernest, mobile de la Vendée, âgé de 21 ans, entre à l'ambulance de l'École normale le 1er octobre 1870. Il n'a aucune affection déterminée et présente malgré cela tous les signes d'une profonde désolation. Dès le matin, il va s'asseoir dans un coin du jardin, le plus loin possible de ses camarades, et passe ses journées à regarder le ciel et à chanter des airs de son pays; ses yeux sont presque toujours noyés de larmes. Ce malade, qui paraît très-intelligent, promet chaque jour au médecin de faire des efforts pour surmonter le chagrin qui le ronge, mais c'est en vain, et il retombe toujours dans son état d'affaissement et de quasi-extase. Il sort, sur sa demande, de l'ambulance le 18 octobre, sans qu'on ait eu depuis de ses nouvelles.

Des illusions maladives surgissent en foule dans l'esprit du nostalgique, et sa volonté qui combat en vain, est subjuguée. Une lutte dans laquelle elle finit toujours par succomber s'élève dans les profondeurs de son âme, et dominé par un sentiment aussi exclusif que persistant, il devient à la fois l'artisan de son malheur et sa propre victime. Cette idée prépondérante accapare toutes ses facultés, le laisse insensible aux impressions du monde extérieur qui l'environne, et s'il essaye de s'y soustraire, il retombe toujours sous son influence, comme nous l'avons vu dans l'observation qui pré-

cède. Il lui est impossible de se distraire de la pensée qui le préoccupe, et peu à peu la concentration
de l'idée fixe qui le domine, dégénère en une sorte
d'habitude qui, en dehors de son objet, met à
peine en jeu les facultés de l'intelligence. Parvenu
à ce point, le sentiment est devenu passion, la volonté est restée impuissante, on peut même dire
qu'entraînée dans la voie de l'idée fixe qui l'absorbe, elle en est devenue l'esclave. L'observation
suivante, due à Laurent et Percy, est précisément
une preuve de cette lutte de la volonté contre le
souvenir, et de son impuissance.

OBSERVATION. — Il s'agit d'un jeune homme qu'un
goût dominant pour l'état militaire avait fait quitter sa
famille dont il était idolâtré. Arrivé à la garnison, il se
livra avec ardeur à tous les exercices, et surtout l'équi-
tation qu'il aimait beaucoup. Tout à coup, le cheval
cesse d'avoir des attraits pour lui, et c'est en vain qu'il
s'efforce et lutte avec opiniâtreté contre ce dégoût qui
devient chaque jour plus fort. Il était honteux de son
état, et cherchait à s'en dissimuler la véritable cause.
Voyant qu'il dépérissait chaque jour, sa famille réclama
les soins de Percy. Pressé de lui avouer le sujet de sa
profonde tristesse, ce médecin surprit son secret en lui
nommant son père, et lui offrit de suite de lui faciliter les
moyens de le revoir. Mais cédant à une fausse honte de

reparaître sitôt à la maison paternelle, le jeune homme voulut encore attendre, et fit de nouveaux efforts pour chasser l'idée qui l'obsédait. Enfin, n'ayant pu réussir à r' trouver le calme, il finit par demander la permission qu'on lui avait offerte et qu'il avait refusée. La route améliora son état, mais la vue de la maison paternelle ne lui causa point l'effet qu'on lui avait annoncé. Il recouvra cependant la santé, et avoua depuis qu'il s'était senti presque instantanément rétabli aussitôt qu'il avait été certain d'obtenir un congé.

Le nostalgique ne s'avoue pas sa maladie : il se défend de la faiblesse qu'on lui attribue, et n'aspire, à l'en croire, qu'à reprendre ses occupations. Lorsque le médecin l'interroge, il accuse des douleurs dans différentes parties du corps, et cherche à donner le change sur la nature de son mal. Il reste quelquefois inerte dans son lit, et est à peine tiré de sa préoccupation douloureuse par les questions bienveillantes du médecin. Il la cache soigneusement, et c'est là un des meilleurs signes pour reconnaître la réalité de son affection. Son état ne se révèle que par des indices indépendants de sa volonté; mais si on lui parle de son pays, si on lui fait entrevoir la possibilité d'un prompt retour dans ses foyers, on le voit verser des larmes; il sent faiblir la douleur qu'il cachait à l'indifférence et aux railleries de son entourage, et qui

pesait sur son âme d'un indicible poids. Son visage
pâlit et rougit alternativement, un éclair de joie
mal comprimé brille dans ses yeux, des soupirs
soulèvent sa poitrine, le cœur accélère ses mouvements, et si le doigt est alors posé sur le pouls, on
le sent s'animer et bondir soudainement. Ce trouble, qu'il ne peut maîtriser, dit Michel Lévy [1], est
l'aveu ou plutôt l'explosion de la nostalgie vraie.

Parfois la contemplation du nostalgique est si
profonde qu'il tombe dans une sorte d'état extatique, et que sa sensibilité est momentanément sus-
pendue. Il reste immobile, silencieux, entièrement
sous l'influence de l'image ou de l'idée dont il subit l'empire. Bien que ses yeux soient ouverts, il
ne voit plus, il n'entend plus, et sa sensibilité générale est éteinte. Ce fait n'est indiqué par aucun
des auteurs que nous avons consultés, et nous
avons eu occasion d'en être témoin chez une jeune
fille dont nous rapporterons tout à l'heure l'observation.

L'idée fixe du nostalgique le poursuit pendant
son sommeil : ses rêves ont pour objet exclusif les
temps heureux de son enfance, et lui retracent le
charme inexprimable de sa vie sous le toit pater-

---

[1] Michel Lévy, *Traité d'hygiène*, t. I.

nel. Son imagination encore active fait que ses
souvenirs se transforment en images, et si ces
images apparaissent, le malade tombe sous l'empire d'hallucinations variées, mais toujours limi-
tées à la série des objets sur lesquels roule sa
passion. Elles sont habituellement passagères, et
dans ce cas, elles restent subjectives et ne prennent
pas de forme permanente et fixe. Il voit ses parents
et sa place vide au foyer, entre sa mère et sa fiancée ; il les appelle, il écoute le son des cloches de
son village, participe aux jeux de ses amis, prête
l'oreille au bruit du vent qui agite les arbres des
bois qu'il a autrefois parcourus, il entend le murmure de l'eau. Enfin, il donne un corps et de l'ac-
tualité aux images et aux idées que sa mémoire
reproduit sans que ses sens interviennent actuellement, et il est absorbé dans la contemplation de
ces images. Mais tout cela n'est qu'un songe agréa-
ble qui fait place à une douleur d'autant plus vive
que l'erreur s'est prolongée plus longtemps, et
s'est plus souvent renouvelée. A son réveil, il réflé-
chit, car malgré la méditation profonde et exclusive qui l'occupe, son intelligence est restée in-
tacte, et sa raison qui n'a pas fléchi, apprécie
facilement, et presque toujours, qu'il n'a été que
le jouet d'une image, et que ce songe qui l'a rendu

si heureux, n'est véritablement qu'un songe. Il
arrive aussi bien souvent que le sommeil finisse par
disparaître entièrement, et le malheureux nostalgique, sans cesse en présence de son idée fixe, n'a
plus aucun repos.

Ces troubles si profonds de l'imagination dont
nous venons d'esquisser le tableau, peuvent encore
augmenter, et le sentiment exclusif du regret du
pays s'exagérer davantage. C'est alors que les malades s'exaltent, et que dans leur exaltation ils ne
parlent plus que de leur pays. Hoyer [1] dit avoir vu
mourir de la sorte un jeune homme très-robuste,
envoyé en Danemark, et que les circonstances em-
pêchèrent de ramener dans son pays. Lorsqu'on
l'interrogeait sur ce qu'il éprouvait, il répondait
dans sa langue natale : « Ah ! si je pouvais voir
mes parents ! » et ne fit que répéter ce mot jusqu'à
son dernier soupir.

J. Hofer [2] rapporte l'histoire d'un Suisse employé
chez un marchand de Paris, qui, devenu nostalgique, était en proie à un délire violent, et qui, ayant
obtenu de son patron l'autorisation de partir pour
son pays, fut aussitôt guéri, et ne voulut plus quitter Paris.

---

[1] Hoyer. *Acta physic. medic. naturæ curios* t. III, p. 75.
[2] Hofer. *De nostalgia*, B. 1685.

Enfin, Michel Lévy[1] a vu au Val-de-Grâce un exemple terrible de cette exaltation : le malade lui répétait tous les matins avec tous les transports du plus violent désespoir : « Renvoyez-moi dans mon pays ou je mourrai ! » et l'ensemble des symptômes qui s'aggravaient chaque jour, ne prouvait que trop qu'il réaliserait son lugubre augure.

Il arrive aussi que la nostalgie devient la cause de conceptions délirantes dont les plus fréquentes sont l'hypochondrie et la manie du suicide : mais ce sont là de véritables complications que nous ne faisons qu'indiquer ici, et dont nous aurons plus tard occasion de parler.

Tels sont les troubles psychiques de la nostalgie : mais ils ne constituent pas à eux seuls la maladie, et nous devons étudier maintenant les troubles variés qu'ils produisent dans l'organisme. Lorsqu'ils restent contenus dans une certaine mesure, ils peuvent ne pas altérer sensiblement la santé, mais pour peu qu'ils se prolongent ou s'exagèrent, il survient les troubles fonctionnels que nous allons décrire.

Le cerveau concentrant pour ainsi dire toute son activité sur la passion du malade, n'a plus

---

[1] Michel Lévy. *Traité d'hygiène*, t. I, p. 225.

7

d'action sur les organes, des accidents divers apparaissent, et sous leur influence, des altérations organiques consécutives à la nostalgie ou plutôt à la dépression qu'elle amène dans toute l'économie, peuvent même se déclarer, et nous arrivons alors à la période caractérisée par l'anorexie et l'asthénie signalées par Sauvages.

Si la nostalgie dure quelque temps, la tête devient douloureuse, pesante, chaude. Les traits du visage sont altérés, ils expriment la tristesse et le découragement, et sa pâleur ne tarde pas à dévoiler l'atteinte si grave que cet état du cerveau a portée aux fonctions organiques. Les yeux sont fixes, enfoncés dans leurs orbites, ils sont ternes et inanimés. Il y a cependant quelquefois dans le regard quelque chose de vague et de distrait qui semble encore isoler le nostalgique, et la stupeur et une expression marquée d'hébétude se peignent sur la face.

L'attitude du nostalgique indique tout d'abord combien ses forces sont déprimées. Les mouvements sont lents, pénibles, incertains; il semble que l'impulsion cérébrale qui les coordonne fait défaut, et les malades deviennent d'autant plus nonchalants que le moindre mouvement est pour eux la source d'une grande fatigue.

L'anémie survient donc rapidement; la peau pâlie devient sèche et terreuse, les muqueuses se décolorent, et toutes les sécrétions sont plus ou moins troublées. Le pouls est petit, souvent irrégulier et quelquefois plus lent qu'à l'état normal. Franck l'a vu tomber jusqu'à 56 pulsations. Des bruits de souffle caractéristiques des troubles de la circulation ne tardent pas à se produire, et peuvent même devenir l'origine de certaines hallucinations de l'ouïe analogues à celles dont nous allons bientôt citer un exemple. Dans ce cas, le bruit de la circulation du sang dans les artères du cerveau est perçu sans l'intermédiaire des parties extérieures de l'organe de l'audition, et aussitôt transformé par l'imagination. Il y a de l'anhélation, les malades soupirent profondément, et des accidents nerveux, des névropathies aussi diverses par leur nombre que par leur siége viennent augmenter les souffrances des malades.

Les fonctions digestives s'altèrent à leur tour, comme la circulation. L'appétit languit et se perd, et l'assimilation ne se fait plus que d'une manière insuffisante. Tout l'ensemble de la nutrition est en souffrance, et le dépérissement qui en est la suite, une fois commencé, fait de rapides progrès. C'est qu'en effet la circulation n'est plus réglée conve-

nablement dans la muqueuse gastro-intestinale ;
ses sécrétions sont modifiées, et il se produit des
dyspepsies anesthésiques ou des embarras gastro-
intestinaux. La bouche est amère, pâteuse, et des
accidents aussi variables que nombreux se mani-
festent : on a signalé la cardialgie, la constipation,
quelquefois de la diarrhée; les uns ont de la soif,
de l'aversion pour les aliments, le plus grand nombre refuse absolument de se nourrir, et l'on a vu
bien souvent des nègres en proie au mal du pays
se laisser mourir de faim.

Observation [1]. — En 1852, un nègre yolof, prétendu
engagé volontaire dans les troupes indigènes du Sénégal,
fut embarqué sur le transport *le Bucéphale*. Il est à
croire qu'il avait plutôt été échangé contre quelque
produit européen, par un roi nègre, et violemment ar-
raché à son pays. Ce malheureux succomba rapidement,
et l'examen nécroscopique le plus minutieux et le plus
attentif ne fit reconnaître aucune lésion organique. Ses
compagnons ne pouvaient en tirer aucune parole, il était
plongé dans une profonde tristesse, ses yeux étaient bai-
gnés de larmes et il fuyait tout le monde. Il passait son
temps accoudé sur le bastingage du navire comme s'il
eût cherché à revoir son pays. Il refusait toute nourriture, et le médecin essaya tous les moyens imaginables
pour vaincre son obstination à ne plus manger. Ce fut

[1] Communiquée par le Dr Jacolot.

peine perdue : il assista, impuissant, à son amaigrisse-
ment progressif, et, un matin, on le trouva mort, un
mois après son embarquement.

Les organes génitaux participent eux-mêmes à
l'affaiblissement général; ce qui a fait dire avec
raison à Sagar, en parlant des malheureux nostalgiques : « *Carent in omne appetitu, vix imo con-
spectus formosæ virginis hos movet, excitat.* »

Chez les femmes, le premier effet physiologique de la nostalgie se fait sentir tout d'abord sur
les ovaires, et l'un des premiers symptômes qu'on
observe est une perversion des règles qui consiste
le plus souvent dans leur diminution, et qui peut
arriver jusqu'à l'aménorrhée la plus complète.
Ce phénomène est accompagné d'un dépérissement rapide, et la chlorose se déclare avec son
cortège habituel de névropathies diverses. On n'a
pas observé jusqu'à présent que la nostalgie ait été
chez elles la cause de névroses convulsives. Tous
les troubles névropathiques qu'elles éprouvent sont
évidemment sous la dépendance de leur état moral : les auteurs ont remarqué que la vanité des
femmes nostalgiques et leur désir de plaire s'effacent devant leur idée dominante. Elles négligent
leur toilette, et toutes leurs passions, leur coquet-
terie même disparaissent. Leur sensibilité est aga-

cée, elles pleurent fréquemment, et, tout en étant profondément mélancoliques, elles deviennent irritables et nerveuses. Leur voix est brève et saccadée, elles ne répondent que par monosyllabes, et il semble qu'elles aient hâte de se replonger dans leur méditation, et que tout ce qui les en détourne ne fasse que les irriter.

L'observation suivante nous a paru intéressante à plusieurs points de vue : nous y retrouverons, en effet, un exemple de l'état extatique dont nous avons déjà parlé, les hallucinations de l'ouïe, résultat manifeste de la choro-anémie, et enfin ces inégalités d'humeur, ces caprices que nous venons d'indiquer en dernier lieu.

OBSERVATION. — Marguerite X., âgée de 18 ans, née dans le département de la Charente, vint à Paris au mois d'octobre 1864, pour entrer comme domestique chez un médecin. Sa mère avait nourri la jeune femme qui l'avait appelée à Paris, et elle y était venue avec plaisir. Pendant deux mois, Marguerite garda son caractère enjoué, et s'acquitta à merveille de son emploi. Au bout de ce temps, elle devint triste, d'humeur inégale, et répondit à toutes les questions qu'on lui fit sur le changement de son caractère, qu'elle n'avait rien. Un soir, sa maîtresse, entrant dans sa chambre, la trouva sanglotant, et ne put lui faire avouer la cause de ses larmes. Elle ne s'occupait plus de son travail, qu'elle faisait d'abord avec entrain, ne chanta plus, ce qui lui était habituel, devint paresseuse et rechercha l'isolement. Elle trouvait toujours des raisons pour ne pas sortir, et pleurait fréquemment. Le jeune enfant qu'elle gardait, et pour lequel elle paraissait avoir eu une grande affection, lui devint indifférent. Elle restait des heures entières immobile, assise ou debout, et il fallait l'appeler plusieurs fois pour la distraire de sa préoccupation. Un jour qu'elle repassait du linge, elle se fit à la main une brûlure étendue sans manifester la moindre douleur.

En même temps que son caractère se modifiait de la sorte, son état physique s'altéra rapidement. Elle eut de violents maux de tête, ses fraîches couleurs disparurent, elle perdit l'appétit et devint incapable d'aucun travail. Marguerite présenta bientôt tous les signes d'une chloro-anémie prononcée, ses règles diminuèrent, et pendant leur durée on remarqua qu'elle était plus capricieuse, irritable et même méchante.

On lui avait déjà demandé plusieurs fois si elle voulait retourner dans son pays, et chaque fois l'affection qu'elle portait à sa maîtresse luttant contre le désir qui la tourmentait, elle avait refusé et supplié même qu'on la gardât. La cause de son mal, qu'elle s'obstinait à ne pas avouer, était devenue évidente pour tout le monde, et il fallut se résoudre à s'en séparer.

Elle pleura beaucoup en quittant la maison où elle avait passé sept mois, et elle dissimula jusqu'au dernier moment l'idée fixe qui l'absorbait et la joie que lui occasionnait son départ. A peine fut-elle de retour dans son pays, que ses couleurs revinrent, qu'elle reprit sa gaieté et ses chansons, et que sans médication, tous les symptômes de la chloro-anémie disparurent.

Nous avons revu cette jeune fille un an après. Elle nous avoua alors qu'elle avait été prise de l'ennui du pays, que pendant son séjour à Paris, elle avait toujours le cœur serré, et qu'elle ne doutait pas qu'elle serait morte si elle y était restée plus longtemps. Elle nous dit aussi qu'elle était effrayée chaque nuit par de mauvais rêves, et que dans son sommeil elle entendait très-bien le bruit du vent dans les peupliers de la Charente. Marguerite jouissait alors d'une santé florissante, et ses nouveaux maîtres n'avaient qu'à se louer de ses services et de sa conduite.

Nous arrivons enfin à la forme la plus grave de la nostalgie. Les troubles fonctionnels que nous venons d'énumérer vont en s'augmentant, tout le système organique est frappé à la fois, et les symptômes de la fièvre hectique ne tardent pas à apparaître. Broussais en a tracé les principaux caractères dans sa thèse inaugurale, alors qu'il n'était pas sous l'empire de l'idée de localisation qui l'a conduit à établir les bases du physiologisme. « Toute lésion d'action d'un organe ou d'une série d'organes assez forte pour intervertir l'harmonie d'un organe ou d'une série d'organes, finit toujours quand elle se prolonge par un mouvement fébrile dont les symptômes ne diffèrent que du plus au moins[1]. »

La nostalgie rentre dans la première des divisions que l'illustre professeur du Val-de-Grâce avait établies ; c'est une fièvre hectique morale, par vice du système nerveux cérébral. Nous partageons complétement cette manière de voir, et suivant nous, c'est une fièvre hectique essentielle qui termine la nostalgie, survenue en dehors de toute autre maladie. C'est l'ensemble des symptômes que Lorry a désignés si bien sous le nom de phthisie sèche des mélancoliques. Les malades deviennent encore plus pâles, ils ont des frissons irréguliers, des sueurs nocturnes, ils restent cachés sous la couverture de leur lit, ne se nourrissent plus qu'à contre-cœur, ou refusent absolument toute nourriture. Ils s'amaigrissent de plus en plus, et un dévoiement colliquatif vient encore les affaiblir. Les yeux se cavent, les tempes s'enfoncent, la peau est sèche et devient terreuse, et les malades expirent dans le dernier degré du marasme. On pourrait dire qu'ils ne paraissent plus tenir à la vie que

[1] Broussais, thèse inaugurale, Paris, an III.

par la douleur; le plus souvent leur intelligence
est conservée, et leur dernière pensée est pour le
pays qu'ils regrettent et qu'ils ne verront plus. La
mort est dans ce cas l'effet de l'affaiblissement général, et de la diminution graduelle de la puissance innervatrice.

Michel Lévy[1], que nous avons déjà cité bien souvent, rapporte l'histoire d'un jeune militaire
qu'une incurable nostalgie avait frappé au cœur.
C'était pendant l'expédition de Morée ; ni les pro-
messes de congé, ni les plus sympathiques assu-
rances d'un prompt retour, ne purent tempérer sa
tristesse et soutenir son courage. Cette mer qu'il
avait mise entre lui et la France, lui semblait infran-
chissable pour le retour. Il tomba dans le marasme
et s'éteignit, serrant dans ses mains décharnées la
dernière lettre qu'il avait reçue de sa famille.

Nous avons eu aussi plusieurs fois occasion de
voir cette terminaison funeste de la nostalgie chez
des mobiles bretons pendant les derniers jours du
siége de Paris, et nous devons à M. le docteur Legrand du Saulle, l'intéressante observation qui va
suivre.

OBSERVATION. — Le 4 janvier 1871, M. le marquis

---

[1] Michel Lévy. *Traité d'hygiène*, t. I.

de R , Henry-Louis, âgé de 24 ans, garde-mobile du
Finistère, entra à l'hôpital militaire de Bicêtre, salle
Saint-Augustin. Il était atteint de varioloïde avec bronchite aiguë intense, accompagnée de débilité générale
et d'une prostration morale très-accusée. Indifférent,
apathique, étranger à tout ce qui se passait autour de
lui, répondant à peine aux questions qui lui étaient po-
sées, il avait une attitude à la fois chagrine, pieuse et
résignée. Chaque matin, à la visite, on le trouvait égre-
nant son chapelet. Dans la journée, il causait un peu
avec la sœur de la salle et retombait dans sa rêverie
morne et désolée. Il se nourrissait très-peu, dormait
mal, pleurait souvent, et on voyait chaque jour décliner
son état général.

Le 10 janvier, la varioloïde avait disparu, la bronchite
s'étai amendée, et cependant le dépérissement et la
tristesse augmentaient sans cesse. Malgré les plus mi-
nutieuses recherches, aucune lésion organique ne fut
constatée nulle part, et en particulier l'analyse des
urines ne décela rien d'anormal. La sœur fut alors engagée à entretenir le malade de son pays et de sa famille, on plaça près de lui deux soldats bretons qui ne
parlaient que la langue de son pays, et on lui fit donner
des soins par un infirmier militaire, né à Quimperlé.
Tous ces moyens échouèrent.

Le 16 janvier, le malade était très-affaissé : M. Legrand du Saulle l'admonesta paternellement, et lui fit
entrevoir le retour dans son pays comme ne devant plus
désormais se faire attendre. Le jeune malade soupira,
et après avoir abondamment pleuré, raconta son histoire dans les termes presque textuels qui suivent :

« C'est fini, dit-il, je le sens bien, je vais mourir,
vous ne pourrez pas m'en empêcher. Je n'avais jamais
quitté la Bretagne, j'étais content, j'étais riche, j'étais
heureux. Mon père est mort sans m'avoir jamais grondé,
et m'a laissé faire tout ce que j'ai voulu; j'ai refusé
d'aller au collège, et mon éducation s'est faite au château, j'ai grandi élevé et instruit par le curé, et j'ai mené
la vie insouciante, honnête et pure d'un gentilhomme
breton. Qui m'eût dit que je quitterais jamais le Finistère,
et que je viendrais mourir sur un lit d'hôpital à la porte
de Paris? J'ai bien senti, le jour de mon départ de la
Bretagne, que c'en était fait de moi, si la guerre ne ces-
sait pas de suite. J'étais à Villiers, à Champigny, j'ai
fait comme les autres, je me suis battu, mais Dieu n'a
pas voulu de moi. Il a voulu m'éprouver davantage et
je respecte sa sainte volonté. Si vous saviez comme je
souffre ! Ne plus revoir mon château, les bois, les trou-
peaux, mon cheval et mes chiens ! Que Dieu abrége ma
souffrance et qu'il me pardonne ma faiblesse ! Comme
le canon gronde fort ce matin, ne restez pas ici, la salle
va s'écrouler, ma dernière heure est proche et je vais
me préparer à mourir en bon chrétien. On a été bien
bon pour moi, et je remercie tout le monde. Mon Dieu,
pardonnez-moi d'avoir trop aimé mon pays, et accueillez-
moi dans votre miséricorde. »

Le 23 janvier, le malade a le pouls à 110; la peau
est sèche, la langue rouge, l'œil brillant. Il ne tousse
plus, respire bien, mais il est survenu de la diarrhée.
Ses deux voisins déclarent qu'il a eu le délire toute la
nuit; cet état se prolonge jusqu'au 28, et le malade
meurt à dix heures du matin.

OBSERVATION. — Voici enfin un troisième exemple de cette forme terrible de la nostalgie. M. V. V., né à Tacua, au Pérou, le 10 octobre 1845, vint à Paris pour y faire ses études commerciales, et entra comme pensionnaire à l'École du .ommerce dirigée par M. Leroy. C'était au mois de novembre 1859. Pendant toute une année, sa santé fut excellente, son application à ses études remarquable, et il apprit rapidement le français. Dans les premiers mois de 1861, on s'aperçut qu'il devenait triste et qu'il ne prenait plus part aux jeux de ses camarades. Il restait souvent seul, et s'il lui arrivait de causer quelquefois avec ses condisciples, c'était de préférence avec des Espagnols. Il s'amaigrit rapidement, et on attribua d'abord à de mauvaises habitudes ce dépérissement que rien n'expliquait et qui augmentait chaque jour. Il fut bientôt évident que l'on se trompait, et le jeune élève, interrogé plusieurs fois sur la cause de son chagrin, se renferma dans le mutisme le plus complet. Une consultation ne fit découvrir aucune lésion capable d'amener une si rapide consomption. Il se mit au lit le 5 avril, ne voulut plus voir personne, tous les symptômes de la fièvre hectique qui le dévorait s'accentuèrent de plus en plus, et il mourut le 9 avril 1861.

Tels sont dans leur ensemble les symptômes de la nostalgie essentielle. Elle peut, comme nous l'avons vu, se borner à des troubles psychiques qui n'ont que peu ou pas de retentissement sur l'organisme; elle peut aussi frapper d'asthénie les principales fonctions, produire les accidents les

plus variés, et devenir par elle-même, sous l'influence de la fièvre hectique qui accompagne sa
forme la plus grave, une cause fréquente de mort.
Nous allons étudier maintenant la marche et les
différentes terminaisons de la nostalgie.

MARCHE, DURÉE, TERMINAISON.

La marche de la nostalgie est habituellement lente
et continue. La passion du nostalgique grandit lentement jour par jour, et elle peut se terminer par la
guérison ou amener la mort. Il est impossible d'en
déterminer la durée; on l'a vue s'arrêter brusquement dès que les malades ont acquis la certitude
d'un prompt retour dans leur pays, et dans l'observation de Percy que nous avons déjà citée, on a
pu remarquer que l'état du malade s'est amélioré
dès qu'il se fut mis en route.

Pescay, chirurgien militaire, fut atteint de nostalgie
à 21 ans et obtint de se rendre à Paris. Il se mit en
route, et à peine avait-il entrepris son voyage qu'il se
sentit guéri. Honteux de sa faiblesse et jaloux de la ré-
parer, il retourna au quartier général, et ne ressentit
depuis aucune atteinte du mal du pays[1].

---

[1] Foissac, *Hygiène de l'âme.*

M., âgé de 34 ans, médecin également, avait quitté
les Alpes pour venir à Paris exercer sa profession. Il y
réussit rapidement, mais plus ses occupations l'attachent à la capitale, plus il sent le malaise de n'avoir pas
revu son pays. Palpitations, insomnies, larmes involon-
taires. Son agitation devient telle qu'il se résout à retourner dans ses montagnes. Tout le voyage fut plein
d'émotion ; chaque tour de roue qui l'approchait de son
pays augmentait sa crainte de n'y pouvoir arriver. Aussitôt qu'il touche le sol natal, il va, vient, visite. Tout
le mois ce fut une succession de ravissements : trois mois
après, il retourna à Paris et n'éprouva plus depuis les
accidents qui l'avaient déterminé à tout abandonner
pour revoir son pays[1].

Un officier de marine nous a raconté que se trouvant,
en 1862, en Cochinchine, dans un poste isolé, il était
pris par moments d'une sorte d'ennui nostalgique, qu'il
se prenait à penser malgré lui à son pays et à son retour dont l'époque était encore éloignée. Quand ces
bouffées de nostalgie s'en emparaient, il allait passer
quelques jours avec un autre officier, son compatriote,
parlait breton, s'entretenait de sa famille et de ses amis,
et retournait à son poste guéri pour quelque temps.

Le fait suivant nous montre encore la dépression nostalgique guérie par un court séjour au pays. M. B., chef
de bureau du foreign-office, à Londres, d'origine française, qui habite l'Angleterre depuis 25 ans, éprouve
chaque année, au commencement du printemps, des

[1] Castelnau cité par Delasiauve, *Journal de médecine mentale,* t. V.

troubles considérables dans sa santé. Il devient triste,
perd l'appétit, pâlit et se trouve tout à fait incapable de tra-
vailler, sans qu'aucun remède puisse dissiper son malaise.

Les premières années, il lui fallait se mettre au lit
comme s'il eût été atteint d'une grave maladie. Cet état
revenait périodiquement, chaque année, jusqu'à ce
qu'enfin un médecin se fût avisé de conseiller à M. B. de
revoir la France. Il suivit ce conseil, se rétablit rapidement, et depuis lors, tous les ans, à la première atteinte
du mal, M. B. se rend à Boulogne, y reste une quinzaine
de jours, et revient prendre ses travaux jusqu'au printemps suivant.

En général l'assurance que les malades ont de
retourner dans leur pays imprime à leurs idées une
autre direction, et substitue à des sensations dou-
loureuses celles du plaisir futur qu'ils se promet-
tent, et dans ce cas, les symptômes les plus formi-
dables peuvent se dissiper entièrement et la guérison survenir instantanément ou en quelques
jours. Enfin beaucoup de nostalgiques cessent de
l'être dès qu'ils ont revu leurs foyers. Ne trouvant
plus les lieux tels qu'ils se les étaient peints, ni les
individus dans la même situation, ni des relations
aussi intimes qu'à leur départ, parce que le temps
a agi sur les hommes et les choses, ils s'ennuient,
et n'ont plus que le désir de quitter les lieux qu'ils
désiraient tant revoir.

Les faits suivants confirment cette terminaison heureuse de la nostalgie, dont nous avons déjà cité d'autres exemples.

Jean Hoyer[1] raconte, dans les *Actes des curieux de la nature*, l'histoire d'un jeune homme qui servait en Hollande sous les ordres d'un de ses parents. A peine avait-il quitté son pays qu'il fut atteint d'anxiété précordiale, d'inquiétude, de palpitations du cœur, qu'il perdit l'appétit, et présenta enfin tous les symptômes d'une affection fébrile qui l'obligèrent à garder le lit.

Hoyer ne put trouver d'autre cause à ces symptômes qu'un désir immodéré de retourner dans son pays, et d'y voir ses amis et ses parents : « Anxium et immoderatum desiderium repetendi et revisendi patriam, patriosque amicos et cognatos. » On essaya en vain de ranimer son courage, et Hoyer en fut réduit à conseiller de le renvoyer dans son pays. A peine y fut-il arrivé qu'il recouvra la santé.

La guérison spontanée de la nostalgie peut arriver lorsqu'elle a déjà acquis un certain degré de gravité, et qu'elle complique d'autres maladies. Fraisse[2] rapporte l'histoire d'un jeune Bernois qui était assez malade pour qu'on redoutât une mort

---

[1] *Acta phys. med. acad.* 1751.

[2] Fraisse, thèse de Paris, 1833, n° 70.

prochaine. On conseilla de le faire retourner chez lui ; aux apprêts qu'il vit faire pour son départ, ses forces se ranimèrent, sa fièvre s'évanouit, et la vie tarie dans ses sources y revint avec l'espérance et la joie. Il éprouva un mieux marqué dès le jour de son arrivée à Berne, et guérit très-rapidement.

La nostalgie peut aussi guérir lorsque le malade est atteint d'une émotion violente, soit que cette émotion prenne naissance dans un fait qui se rattache à la préoccupation du malade, soit qu'elle y soit tout à fait étrangère.

Moreau[1] parle d'un jeune homme qui était tombé dans la mélancolie la plus profonde pour avoir entendu par hasard l'accent de son pays, et dont la nostalgie disparut par l'arrivée d'un compatriote qui vint l'entretenir de sa famille. Il versa d'abord des larmes abondantes, mais elles cessèrent bientôt et il ne tarda pas à se rétablir.

Nous avons trouvé un autre exemple de cette heureuse terminaison dans la thèse de M. Therrin, qui rapporte le fait curieux qui va suivre.

Observation. — Pierre C., artilleur, éprouva, quelques jours après son arrivée au corps, tous les symptô-

---

Moreau, *journal de médecine pratique,* t VI
Therrin, thèse de Paris, 1810.

mes de la nostalgie. Exempté de service, il s'enveloppait
dans son manteau et passait la plus grande partie de ses
journées couché dans une écurie. Il rejetait comme une
menace l'offre d'être envoyé à l'hôpital, et les attentions
dont il était l'objet de la part du médecin de son régi-
giment n'apporta ent aucun allégement à sa tristesse.
Néanmoins, il consent un jour à sortir pour se distraire;
à son retour, il est raillé par un de ses camarades et
l'impatience le gagne. On se bat en duel et il a deux
doigts entamés par un coup de sabre. Cet événement
lui causa la joie d'une victoire; son pays est oublié, et
il guérit en peu de temps de sa nostalgie et de sa bles-
sure.

Nous citerons enfin ce troisième exemple emprunté à Moreau :

Il raconte que deux soldats suisses, après avoir été
longtemps l'exemple de leurs camarades, devinrent nostalgiques et durent retourner dans leur pays. Ils étaient
déjà à une journée de Paris et encore pleins de tristesse,
lorsqu'un spectacle inattendu vint les arracher à leur
mélancolie. C'était un troupeau de vaches qui portaient
au cou des colliers garnis de grelots, suivant la cou-
tume suisse. Ils le contemplèrent avec beaucoup d'avidité, et de retour à leur hôtel ils en firent le sujet de
leur conversation. Ils se sentirent dès lors beaucoup
mieux, et au lieu de continuer leur voyage, retournèrent
à leur régiment, où ils arrivèrent complétement guéris.

Au lieu de se développer lentement, la nostalgie

peut, dans certains cas, se déclarer brusquement, et marcher avec la rapidité d'une affection aiguë jusqu'à la mort. Artigue en a rapporté une observation remarquable.

OBSERVATION [1]. — Le 1er janvier 1854, le vapeur l'*Ægyptus* partit de Marseille, conduisant à l'armée d'Orient le 5e régiment d'infanterie légère qui avait déjà eu plusieurs de ses soldats enlevés par le choléra pendant son séjour à Marseille. Le lendemain, le navire se trouvait déjà en face de la Corse, entre Calvi et Ajaccio. A l'avant du navire, un jeune soldat de ce régiment, le cou tendu, l'œil humide et fixe, cherchait à découvrir à travers la brume du matin sa Corse poétique, son pays natal, dont le soleil découvrait et colorait peu à peu les hautes montagnes. Tout porte en lui le caractère d'une sorte d'excitation fébrile : son pouls vibre avec force, sa tête est brûlante, ses mouvements sont désordonnés. Il s'agite, il tourne comme s'il cherchait le passage qui doit le conduire au pays dont le mirage réel lui donne la fièvre. Peu à peu, à cette excitation générale succède le calme, sa physionomie prend alors l'empreinte d'une tristesse profonde, et d'un accent plaintif il chante un *conetto* qu'il murmure encore après l'avoir chanté. Nous longeons tout le jour cette côte pittoresque, et pendant tout ce temps, le jeune Corse n'a pas quitté son observatoire. Profondément attaché par les souvenirs de son pays, il pleure quand le vaisseau s'engage dans le détroit de Bonifaccio. Attiré sympathiquement vers lui, je

----

[1] Artigue, *Hygiène morale du soldat.*

cherche à le consoler et j'échange quelques paroles. Dans un langage fleuri digne du Tasse dont les Corses chantent les strophes dans leurs montagnes, il me dit : « O signore, que schiagura ! Andar cosi lontano e no poter salutare ch 'dogl'occhi la mia deletta patria, la petrosa terra degl' avi miei. » Je lui trouvai la figure animée, la contenance abattue et l'air profondément triste, et à ces symptômes je reconnus une attaque de nostalgie aussi aiguë que subite.

A 7 heures du soir, les passes sont franchies, nous sommes en pleine mer, et le tableau que j'ai sous les yeux est magnifique. Encadrée au nord par les hautes montagnes de la Corse, dont les sommités se colorent de pourpre aux rayons du soleil couchant, la côte de Sardaigne court devant nous, et de grandes ombres descendent de ses montagnes aux aspects aussi variés que pittoresques. Nous naviguions par une mer calme, au frais du soir, lorsqu'on vint me prévenir qu'un militaire se mourait. C'était ce jeune Corse qui se tordait dans les angoisses de l'agonie. J'eus peine à le reconnaître, il succombait à une attaque de choléra rendue surtout active par la dépression nostalgique.

Disons enfin que le plus souvent la nostalgie fait des progrès incessants et rapides, et que les malades arrivent vite à la fièvre hectique qui doit nécessairement les conduire au tombeau, si par un prompt retour dans leur famille on ne vient y mettre un terme; et qu'on a vu des soldats mourir le jour même où on leur avait refusé leur congé.

COMPLICATIONS.

Nous avons vu que la nostalgie est susceptible de divers degrés, et nous avons cherché, par les nombreuses observations que nous avons rapportées, à reproduire ses nuances infinies. Elle peut se compliquer d'autres névroses, suivant la sensibilité des malade qu'elle atteint, mais cela n'arrive que lorsqu'elle est parvenue à un très-haut degré d'intensité. Les plus fréquentes de ces complications sont l'hypochondrie et la monomanie du suicide. On peut croire, selon nous, que la première de ces complications a sa source dans les troubles fonctionnels variés qui forment le cortége de la nostalgie déclarée, qui peut ainsi se compliquer de cet état névropathique ou même s'effacer devant lui. Lorsqu'il en est ainsi, le nostalgique s'occupe peu à peu des diverses sensations qu'il éprouve. Il exagère l'étendue des souffrances qui le désespèrent, et il en parle au médecin beaucoup plus que de son idée dominante habituelle. Un peu plus tard des illusions arrivent à l'égard de ses douleurs, et la monomanie hypochondriaque est déclarée.

Laurent et Percy rapportent, d'après Zimmermann, la curieuse observation suivante.

OBSERVATION [1]. — Un étudiant de Gœttingue, nostalgique, n'osait bouger parce qu'il se croyait atteint d'un anévrysme menaçant de se rompre. A peine reçut-il l'autorisation de retourner chez son père, qu'il parcourut en courant toute la ville et gravit les cascades de Cassel, quand deux jours avant il pouvait à peine monter quelques marches sans crainte de suffoquer. La nostalgie et l'hypochondrie, qui en étaient la conséquence, furent guéries instantanément dès que l'étudiant eut la certitude de revoir son pays.

Moreau [2] rapporte que M. C..., étudiant en médecine, était à Paris depuis trois ans, lorsqu'à la suite de grands chagrins il fut tourmenté du désir de revenir chez lui. Il dépérissait chaque jour et se crut bientôt atteint d'une gastro-entérite chronique. Tout lui semblait confirmer la justesse de ses appréhensions et deux médecins qu'il consulta augmentèrent encore ses angoisses en lui prescrivant la diète lactée. Profondément découragé, il résolut de retourner dans son pays. Il avait plus de cent lieues à faire, et l'état de ses forces ne semblait pas lui permettre une telle entreprise. Néanmoins il monte en diligence, et pendant le premier jour il ne songe qu'à l'ordonnance du médecin. Plus tard, poussé par la faim, et en compagnie de joyeux convives il hasarda de se mettre à table. Il mangea assez, et ne s'en trouva pas

---

[1] Laurent et Percy, *Dict. des sciences médic.*
[2] Moreau, thèse de Paris, 1829.

dérangé. Enhardi par ce premier essai, il en tente un
second. Pour cette fois il mangea autant qu'aucun
des convives, et impunément. Il arriva chez lui bien
portant, et reprit en très-peu de temps son embonpoint.

La terminaison de la nostalgie par le suicide est
rare chez les peuples civilisés, mais on l'a observée fréquemment chez les esclaves, et on la voit
encore aujourd'hui chez les Indiens et chez les
Chinois qui émigrent aux colonies. Leur suicide
est prémédité, les premiers se tuent pour obéir à
la conviction qu'ils ont de renaître dans leur pays,
et leur suicide est manifestement le résultat de
cette idée erronée, et accompli sous l'influence du
mal du pays. Nous avons rapporté ailleurs les me-
sures rigoureuses que les planteurs avaient dû
adopter pour empêcher leurs esclaves de se détruire, et dit que lorsqu'un suicide avait lieu sur
une plantation, il était habituellement suivi de
plusieurs autres.

Chez les peuples civilisés, le chagrin nostalgique
peut éveiller également l'idée du suicide, et dans
les nombreux dossiers que M. Brierre de Boismont[1]
a compulsés relativement au meurtre de soi-même,

---

[1] Brierre de Boismont cité par Delasiauve, *Journal de méd.
ment.*, t. V.

le regret du pays figure treize fois au chapitre des causes.

Poisson[1] raconte qu'un jeune homme élevé avec beaucoup de douceur devait comme ses ancêtres suivre la carrière militaire. Il venait de rejoindre son régiment dont un de ses oncles était colonel. Rendu à Lyon il écrit à sa mère combien était grande la douleur qu'il avait éprouvée en la quittant, elle et les lieux de sa naissance, et dans un véritable accès de nostalgie, ce malheureux ne trouva d'autre antidote à ses maux que de se donner la mort.

Nous n'insisterons pas davantage sur ces complications de la nostalgie, que nous allons étudier maintenant au point de vue de ses rapports avec les différentes maladies.

DE LA NOSTALGIE CONSIDÉRÉE COMME CAUSE ET EFFET D'AFFECTIONS DIVERSES.

Jusqu'à présent nous n'avons parlé que de la nostalgie essentielle, de celle qui se développe spontanément en dehors de tout autre état pathologique, mais elle est aussi une grave complication des affections aiguës et des maladies chroni-

---

[2] Poisson, thèse 5, Paris, 1836.

ques, et elle exerce sur leur marche une influence
que l'on ne saurait méconnaître. Elle devient ainsi
une cause incontestable d'affections aussi diverses
que les circonstances dans lesquelles sont placées
ses victimes, et qui varient suivant l'idiosyncrasie
des maladies et suivant les pays où ils se trouvent.
On l'a vue déterminer des pneumonies, des encé-
phalites ; on l'a citée parmi les causes du scorbut,
de la dysenterie, des fièvres intermittentes, de la
fièvre typhoïde et des affections gastro-intestinales;
on peut dire, qu'en général, elle est une des causes
prédisposantes les plus puissantes des affections
épidémiques.

Nous l'avons vue jouer un rôle important dans
la production de la fièvre typhoïde qui a frappé un
si grand nombre de mobiles pendant le siége de
Paris. Louis l'avait déjà signalée comme une des
principales causes de cette affection, et sans s'exagérer son importance, il est hors de doute qu'elle
a agi manifestement sur les jeunes gens arrivés de
la province dans les conditions que l'on sait, et ren-
fermés dans Paris. MM. les docteurs [1] Loiseau, Brochin, Motet l'ont fait remarquer, et M. le docteur
Gérard [2] en a aussi rapporté des exemples.

---

[1] Annales médico-psychologiques, mai 1871.

[2] Gérard, *Ambulance de la rue Violet*, Paris, 1872.

On ne peut mettre en doute, en effet, que la nostalgie soit une cause d'affaiblissement considérable, qu'elle diminue la force de résistance des individus qu'elle a frappés, et qu'elle les empêche de réagir contre les influences extérieures qui les menacent. On est donc porté à admettre que, d'abord épuisé par la nostalgie, le ressort de réaction de l'organisme finit par être atteint d'une impuissance radicale en présence des affections épidémiques. Les malheureux nostalgiques sont donc les premières victimes destinées à ces maladies, et, lorsqu'ils en sont atteints, ils y succombent presque infailliblement.

Nous croyons aussi que la nostalgie est une cause, dont on doit tenir compte, de la phthisie pulmonaire. Les auteurs ont considéré de tout temps la tristesse, le chagrin, les souhaits non accomplis, les passions non satisfaites comme les principales causes de cette misère morale qui y prédispose[1]; Laennec avait constaté que les passions tristes, quand elles sont profondes et de longue durée, en sont de puissantes causes occasionnelles. Bayle l'avait dit aussi, et Lorris avait décrit la marche de la phthisie mélancolique.

[1] Damaschino, thèse d'agrégation, Paris, 1872.

On a remarqué que la race nègre présente une prédisposition à la tuberculose, supérieure à celle des autres races, mais il ne faut pas oublier que les nègres que l'on a pu observer étaient transportés loin de leur pays et soumis aux rigueurs de l'esclavage, et on peut penser qu'en dehors du changement de climat et de la servitude dans laquelle ils ont vécu, la nostalgie entre pour une grande part dans l'aptitude qu'ils ont eue à contracter la tuberculose.

Auber-Roche rapporte que l'armée du pacha d'Égypte, composée de nègres du Sennaar, fut décimée par la phthisie, et il attribue à la nostalgie une part très-importante dans sa production.

Van Swieten et Pringle en font une des causes principales du scorbut qui, de leur temps, décimait les équipages des navires de l'Angleterre et de la Hollande.

Nous arrivons maintenant aux affections diverses que la nostalgie vient compliquer, et nous citerons comme preuve de l'influence fâcheuse qu'elle exerce les observations suivantes.

La première a été recueillie pendant une campagne dans les mers de Chine : il s'agit, comme on va le voir, d'une fièvre pernicieuse développée pendant le cours d'un état nostalgique très-prononcé. Elle fait aussi ressortir tout ce qu'il y a quelquefois de pénible dans cette rude carrière de la marine, et les déchirements qu'elle peut occasionner.

OBSERVATION. — M. C., âgé de 27 ans, médecin de la marine, marié depuis quelques jours, fut embarqué à la fin de l'année 1858 sur un transport à destination de Chine. Ce médecin avait reçu une brillante éducation, et la navigation n'était plus chose nouvelle pour lui, puisqu'il avait déjà fait une campagne de trois ans, dont la plus grande partie s'était écoulée dans les pays qu'il allait revoir. Il partit le cœur brisé de quitter ainsi sa jeune femme, mais jusqu'à son arrivée en Cochinchine rien ne put indiquer à ses camarades le chagrin qu'il éprouvait, et il s'acquitta avec zèle de son service que le grand nombre de passagers rendait fort pénible. Pendant toute l'année 1859 et jusqu'à la fin de 1860. après un séjour prolongé à Tourane et à Saïgon, son état moral resta le même et sa santé se maintint excellente malgré l'insalubrité du climat. On remarqua seulement alors qu'il devenait triste, qu'il prenait peu de part aux distractions des officiers, et qu'il évitait de leur parler de sa famille, bien qu'ils fussent tous ses compatriotes et qu'ils connussent la pénible séparation que son départ avait causée.

Il ne quittait plus que très-rarement son navire, et restait des journées entières inoccupé dans sa chambre. Il ne trouvait plus aucun attrait au travail, lui autrefois si laborieux, et son indifférence pour tout ce qui

8.

l'entourait augmentait chaque jour. Sans qu'il fût autrement malade, il perdait ses forces et maigrissait;
jamais on ne l'entendait se plaindre.

Nous avions commencé ensemble nos études médicales ; j'allais souvent le voir, et toujours il me parlait
de notre pays et des quelques jours heureux qu'il y avait
passés avant son départ. Quelquefois il s'attendrissait
et pleurait comme un enfant. A l'arrivée de chaque
courrier, alors sa seule préoccupation, il s'enfermait
pour lire et relire les lettres qu'il recevait de sa famille,
et écrivait aussi des lettres interminables dont j'ai lu
quelques-unes, et dans lesquelles, au lieu de parler du
pays qu'il visitait et des événements qui s'accomplissaient sous ses yeux, il ne parlait que de sa famille
absente, du regret qu'il éprouvait d'en être séparé et de
l'espoir et du désir qu'il avait de bientôt la revoir.

Nos deux navires, assez longtemps séparés, se retrouvèrent au mois de novembre de la même année dans le
golfe de Pet-chi-li. Le 19 novembre, M. C. s'était couché comme d'habitude, et l'infirmier étant venu le chercher, le trouva levé, à demi vêtu, les yeux hagards et
ne pouvant parler. On appela immédiatement M. le
Dʳ Léon, chirurgien-major du Duchayla, qui constata
l'état suivant :

Visage pâle, dilatation des pupilles, regard fixe, mâchoires légèrement contractées, langue normale, mais
retirée en arrière avec impossibilité de dépasser les arcades dentaires. Abolition de la parole, indifférence
complète à tout ce qui se passe, intelligence obtuse,
sensibilité conservée. Peau sèche, pouls petit, concentré,
nerveux. Soubresauts des tendons, respiration libre;

ventre souple sans météorisme, pas de gargouillement, vessie vide. Tremblement convulsif de tout le corps.

M. C. était atteint d'un accès de fièvre pernicieuse de forme ataxique et comateuse. L'état du malade resta stationnaire toute la journée du 20. Il survint un rire spasmodique et il y eut émission involontaire des urines. On avait pu faire prendre au malade 2 grammes de sulfate de quinine en quatre doses. L'état de collapsus persistait toujours; même hébétude du regard, avec un commencement de strabisme convergent qui ne dure pas.

Le 21, les symptômes ont augmenté pendant la nuit. Il y a eu une série de crises pendant lesquelles le malade fait des efforts pour parler sans pouvoir y parvenir. Il se lève en sursaut, se livre à des mouvements désordonnés qu'on a peine à contenir, et retombe ensuite dans son état de prostration et d'insensibilité habituelle. Dans la soirée le malade va beaucoup mieux.

Le 22. La nuit a été assez tranquille, mais sans sommeil : le pouls est moins concentré, les soubresauts ont disparu, et le malade répond avec lenteur aux questions qu'on lui adresse, il les comprend et reconnaît les personnes qui l'entourent.

Le 23 et le 24, accès de fièvre légère, vers le soir.

Le 1er décembre, sur sa demande, M. C. est embarqué sur le bâtiment dont j'étais médecin. Apparition d'un zona à gauche. Très-grande faiblesse physique et morale; l'attention détermine vite une lassitude très-marquée. L'idée fixe du malade, la seule qui amène un peu de vivacité et d'exaltation dans le regard, est celle de son retour en Saintonge.

Bien que les accès de fièvre aient disparu, la faiblesse augmente de jour en jour. Le malade ne mange pas, les nuits se passent sans sommeil, et M. C., qui a placé au-dessus de son lit le portrait de sa femme, les emploie entièrement à lui écrire. Il devient de plus en plus taciturne, ne parle à personne, et c'est à peine s'il supporte ma présence.

Son état s'aggrave tellement, qu'il devient bientôt évident que le retour en France est le seul remède à apporter, et qu'au mois de janvier 1861 j'obtins son rapatriement par l'isthme de Suez.

M. C. supporta très-bien cette longue traversée, reprit sa gaieté et ses forces, et arriva en France tout à fait rétabli.

Comme nous l'avons déjà dit, en parlant de la nostalgie spontanée, une profonde émotion, la satisfaction d'un désir longtemps caressé, peuvent amener la guérison; nous en avons cité des exemples. Il en est aussi de même lorsque la nostalgie vient se compliquer d'autres affections, elles guérissent alors avec elle, et nous nous bornerons aux trois exemples suivants.

OBSERVATION. — M. le Dr H. partit de Brest au mois de décembre 1853 pour se rendre à la Guadeloupe, où il devait rester pendant trois ans au service médical de la colonie. Il était heureux de partir et s'acclimata rapidement à la vie du bord. Après différentes relâches au Sénégal, à la Guyane et à la Martinique, il débarqua le

15 février 1854 à la Basse-Terre, où régnait alors une violente épidémie de fièvre jaune. Il en fut atteint quelques jours après son arrivée, et fut sauvé presque miraculeusement. Tout alla bien d'abord et il était entièrement rétabli, lorsqu'il finit par être péniblement affecté de la monotonie de l'existence à terre et qu'il se prit à regretter la France et à vouloir y revenir. L'objet de ses désirs devint alors un embarquement. L'espoir d'un retour immédiat en France lui étant interdit, il ne songeait qu'à embarquer sur un des navires de la station des Antilles, ce qui lui aurait permis d'espérer son retour en France bien avant l'époque à laquelle il pouvait y prétendre en restant attaché au service de la colonie.

Cette idée qui le poursuivait finit par devenir une idée fixe : sa gaieté disparut ; M. H. devint morose et irritable, perdit l'appétit, et finit par être atteint de fièvre intermittente. Cette fièvre était quotidienne, et l'accès avait lieu à trois heures du soir. Malgré tous les moyens employés, comme elle ne variait ni dans son intensité ni dans sa désespérante régularité, M. le docteur Dutroulau, alors médecin en chef de la Guadeloupe, envoya M. H. au camp Jacob, lieu de convalescence peu éloigné de la Basse-Terre et établi sur un plateau de 600 mètres d'altitude environ.

Sa fièvre l'y accompagna aussi fidèlement que sa tristesse, lorsqu'un jour, au moment où il rentrait à l'hôpital pour s'y coucher, car l'heure de son accès approchait, il y trouva le médecin en chef, qui lui annonça qu'il avait autorisé sa permutation avec le médecin du *Méléagre*. L'accès n'eut pas lieu, M. H. descendit immédiatement à pied et en courant jusqu'à la Basse-Terre, et s'embarqua le lendemain.

Il renonçait à une existence douce pour un service pénible, mais la satisfaction qu'il éprouvait de son embarquement, et la certitude qu'il eut dès lors de rentrer prochainement en France, avaient suffi pour dissiper sa tristesse et couper sans retour une fièvre quotidienne qui depuis plus d'un mois s'était montrée rebelle au sulfate de quinine, dont il ne prit plus une seule dose dès qu'il eut mis le pied à bord du *Méléagre*.

OBSERVATION [1]. — Laurent et Percy ont rapporté l'histoire d'un dragon nommé Lauze, marié et père de deux enfants, qui devint nostalgique en Italie. Il s'était toujours fait remarquer par son zèle, sa bonne conduite et sa bravoure. Il essaya de lutter contre le sentiment qui le torturait, mais sa santé s'altéra et il fut atteint de fièvre tierce. Son régiment revint en France, et le changement de climat ne fit qu'aggraver son état, et il fut obligé d'entrer à l'hôpital de Nantes avec tous les signes d'un hydrothorax commençant. Le séjour à l'hôpital et le traitement auquel il fut soumis augmentèrent encore sa tristesse et le regret qu'il éprouvait d'être séparé de son pays et de sa famille, et on dut le proposer pour un congé de réforme. A peine en fut-il certain qu'il éprouva un mieux sensible et qu'il fut bientôt capable de se mettre en route. De retour dans sa famille, il recouvra bientôt ses forces et sa santé.

Enfin, nous devons à M. le docteur Duplessis,

[1] Laurent et Percy, *Dict. des scienc. méd.*

professeur agrégé à l'École de médecine de Rochefort, l'intéressante observation qui suit, recueillie
par M. le docteur Clémenceau, prévôt du service.
Elle montre aussi d'une façon manifeste l'influence
de la nostalgie sur une affection toute locale, qui
ne guérit que par le retour de la malade dans son
pays.

OBSERVATION. — La nommée Ch., Marie, âgée de
24 ans, née dans un village du Limousin, entra au dispensaire de l'hôpital civil de Rochefort le 15 février 1872.
Elle était atteinte d'une ulcération chronique du col.

Cette femme est très-amaigrie et a une teinte cachec-
tique. Elle offre sur ses traits l'empreinte d'une mélancolie tellement en dehors de l'insouciance affectée par
les autres filles publiques, que le médecin lui en demande
la cause. Elle répond qu'elle avait été trompée, et que
croyant entrer comme domestique dans une maison
bourgeoise, elle s'était engagée dans une maison de to-
lérance, et qu'elle y était restée parce qu'elle n'osait
plus chercher à se placer. Depuis cette époque, c'est-
à-dire un an environ, elle n'avait fait que languir, car
elle désespérait de revoir jamais ni son pays ni les siens.

Laissant de côté l'ulcération chronique, qui fut traitée
par les astringents, on s'occupa surtout du traitement de
l'anémie considérable que présentait cette femme.

Le 20 février, les règles apparurent, mais furent ac-
compagnées de douleurs atroces s'irradiant dans tout le
ventre. En même temps la face se décolore de plus en
plus, la malade se lève à peine, répond peu aux ques-

tions qu'on lui pose, et semble, suivant l'expression d'un élève du service, regarder toujours en dedans.

Cet état de langueur dure jusqu'au 1er mars. Voyant que les toniques ne pouvaient rien contre cet état d'anémie entretenu par la nostalgie, et pressé un peu dans ce sens par la sœur du dispensaire qui s'était intéressée à cette femme et qui voyait là un acte de charité à accomplir, on fit les démarches nécessaires pour renvoyer cette femme dans son pays, et on la prévint que ces démarches ne tarderaient pas à aboutir. Vers le 4 mars, soutenue par l'espérance, la malade commençait à renaître à la santé, se levait, causait plus volontiers, et l'état ulcéreux du col, que rien n'avait pu modifier, reprenait un aspect satisfaisant sans que rien fût changé au traitement général ni au traitement local.

Le 15 mars, la malade quittait à la fois l'hôpital et Rochefort pour retourner dans son pays, et était parfaitement en état de faire la route.

On a eu depuis de ses nouvelles; elle était tout à fait rétablie, ses couleurs et sa gaieté d'autrefois lui étaient revenues, bien que le travail des champs fût plus pénible que la vie d'oisiveté et de vice qu'elle avait menée auparavant.

Nous avons vu la nostalgie se compliquer de névroses diverses, elle peut aussi se développer pendant le cours de certaines affections mentales. M. le docteur Dagonet, médecin de Sainte-Anne, nous a raconté que, lorsqu'il dirigeait l'asile d'aliénés de Stephensfeld, il vint à Paris chercher une jeune

fille atteinte depuis plusieurs mois d'une lypé-
manie pour laquelle elle avait été admise à la
Salpêtrière. Arrivée en Alsace, elle déclara for-
mellement qu'elle ne mangerait plus, et l'on fut
obligé de la nourrir avec la sonde. Interrogée plusieurs fois sur la cause de cette détermination qui
paraissait irrévocable, elle refusa d'abord de répondre, et finit par dire qu'elle ne consentirait à
manger que lorsqu'elle serait rendue à sa famille.
On tenta l'épreuve, et du jour où elle fut remise à
ses parents qui s'étaient engagés à la ramener à
l'asile si elle persistait dans son obstination, elle
mangea avec plaisir, et tous les troubles cérébraux
qu'elle éprouvait depuis si longtemps disparurent
avec la nostalgie dont elle était atteinte, et qui
certainement les entretenait.

Disons enfin que la nostalgie exerce la plus fâcheuse influence sur les blessures. Ramazzini rapporte que tous les blessés qu'elle atteignait suc-
combaient même aux blessures les plus légères, et
tous les médecins militaires la considèrent comme
une complication des plus graves. Buisson, Jac-
quier, Ducrest de Lorgerie ont rapporté des observations qui mettent ce fait hors de doute, et pendant
le siége de Paris cette complication a occasionné la
mort d'un grand nombre de blessés. Nous avons

déjà parlé d'un jeune mobile vendéen atteint de fracture comminutive de la jambe, qui fut atteint de nostalgie, et qui était menacé d'une mort imminente lorsque la délivrance de Paris permit de le renvoyer dans son pays, où il finit par guérir.

Il est rare que la nostalgie ait des rechutes, et cela résulte suffisamment de ses causes pour que nous ayons à insister sur ce point. Poisson[1] en a cité cependant quelques cas chez des malheureux qu'on avait flattés de l'espoir de retourner dans leur pays, sans qu'il fût possible de le faire, et il affirme que toutes ces rechutes ont été mortelles.

NOSTALGIE SURAIGUE.

Larrey[2], dans le Ve volume de ses *Mémoires de chirurgie militaire*, parle d'une affection qu'il désigne sous le nom de nostalgie aiguë, et qu'il a eu occasion d'observer à Paris même pendant l'année 1820. Cette affection atteignit presque en même temps des militaires de provenances diverses, et des soldats suisses appartenant à la garde royale. Tous ces malades étaient entrés à l'hôpital pour des af-

---

[1] Poisson, thèse de Paris.
[2] Larrey; *mémoires de méd. et de chir. milit.* t. V, p. 161.

fections cérébrales fébriles, et les symptômes qu'ils présentaient étaient les suivants :

Céphalalgie, pouls lent et irrégulier, refroidissement des extrémités, chaleur au ventre, injection des conjonctives, incertitude dans le regard. Il y avait au début des mouvements convulsifs et du délire dans lequel les malades ne parlaient que de leur pays. Cet état d'excitation faisait bientôt place à une prostration absolue ou à une roideur tétanique; les pupilles se dilataient, devenaient insensibles à l'action de la lumière, et cet état de collapsus persistait jusqu'à la mort, qui arrivait du septième au dixième jour. Quelques-uns de ces malades se suicidèrent, et l'illustre chirurgien rapporte, entre autres, l'observation d'un soldat suisse qui se donna la mort en se frappant de sept coups de couteau dans la région du cœur. Il rapporte que ce soldat qui, dans son délire, n'avait cessé de parler de son pays, avait été atteint d'encéphalite, et que cette inflammation s'était développée sous l'influence d'une affection morale profonde occasionnée par le désir de revoir son pays. Il croit aussi que la tentative de suicide avait été purement automatique et indépendante de la volonté du malade.

Bien qu'il nous coûte de contredire une si imposante autorité, nous pensons que Larrey s'est

trompé, que son interprétation des faits qu'il a
décrits n'a rien de commun avec la nostalgie.
Nous croyons que le délire qu'il a observé dans
ces cas doit être rapporté soit à l'encéphalite aiguë,
soit à la méningite cérébro-spinale. En effet, le
délire dont il est question dans les observations
de l'illustre chirurgien ne pouvait être que l'expression pathologique de l'inflammation du cerveau
ou de ses enveloppes, inflammation suffisamment
caractérisée par les symptômes fébriles qui avaient
forcé les malades à entrer à l'hôpital, et si dans
leur délire ces soldats éloignés de leur pays pa-
raissaient le regretter, il ne faut pas oublier que le
délire aigu peut rouler sur tous les sujets de la
pensée, et l'on ne saurait s'étonner que chez un
soldat il ait eu pour objet le pays natal. Pour nous,
cela n'implique pas nécessairement que les malades dont il s'agit fussent nostalgiques, et en proie
à cette tristesse profonde et continue qui constitue le
caractère principal de la maladie. Les malades du
Val-de-Grâce parlaient bien de leur pays ; mais en
les lisant avec soin, on ne trouve dans aucune des
observations l'expression du regret d'en être éloignés, ni le désir d'y revenir, et on ne saurait y voir
autre chose qu'un délire incohérent. Le sentiment
de l'éloignement du pays avait pu se développer

seulement pendant les premiers jours de la maladie, et imprimer au délire un caractère spécial dont Larrey s'est servi pour donner à cette affection le nom de nostalgie.

Tourdes cite l'exemple d'un malade atteint de méningite cérébro-spinale qui croyait entendre ses parents lui parler, et de trois autres qui se croyaient dans leur pays, et dans un cas cette idée délirante a persisté plusieurs jours après que toutes les autres idées erronées avaient disparu. Si, maintenant, nous complétons l'étude de ces symptômes par le résultat des nécropsies, si nous considérons qu'ils ont été observés chez des militaires, pendant les chaleurs d'un été excessif, nous arrivons à cette conclusion que Larrey a eu sous les yeux des cas de méningite cérébro-spinale, telle que l'ont décrite M. Lefèvre[1], médecin en chef de la marine, Tourdes[2] et Forget[3], et à nier l'existence de la nostalgie suraiguë, telle que l'a définie le chirurgien en chef de la grande armée.

---

[1] Lefevre, *Recherches sur la maladie du bagne de Rochefort*, 1840.

[2] Tourdes, *Histoire de l'épidémie de méningite cérébro-spinale*, Strasbourg, 1843.

[3] Forget, *De la méningite encéphalo-rachidienne*, 1841.

ANATOMIE PATHOLOGIQUE.

Il nous paraît résulter suffisamment de l'étude que nous venons de faire des symptômes de la nostalgie, qu'elle ne saurait être caractérisée anatomiquement par aucune lésion primitive du système nerveux ou des viscères. Les altérations anatomiques signalées par les auteurs ne sont que le résultat des maladies pendant le cours desquelles elle a pu se produire ou dont elle est devenue la cause, ou enfin des maladies avec lesquelles on a pu la confondre. La diversité des lésions indiquées par les auteurs, les différents organes dans lesquels ils ont cru trouver ces lésions caractéristiques de la nostalgie, nous en paraissent une preuve suffisante. Nous allons exposer rapidement les altérations cadavériques qu'ils ont indiquées, et justifier ainsi notre assertion.

C'est ainsi que Larrey[1] décrit de la manière suivante, dans son mémoire sur la nostalgie aiguë, les altérations anatomiques qu'il a observées. La superficie des hémisphères est dans un état d'inflammation profonde, avec des points de suppuration

---

[1] Larrey, *loc. cit.*

dont le siége et l'étendue varient. L'arachnoïde et
la pie-mère participent à cette inflammation. Le
cerveau est ramolli et ses vaisseaux sont gorgés
d'un sang noir et liquide. Les ventricules et le
canal vertébral sont remplis de sérosité rougeâtre,
et les membranes spinales sont également enflam-
mées. On a trouvé une couenne albumineuse cou-
vrant toute la périphérie des organes cérébraux
et interposée entre la dure-mère et la pie-mère.

Les poumons sont engorgés, et les cavités du
cœur dilatées sont remplies de sang. L'estomac et
les intestins sont distendus par des gaz, et leur
membrane muqueuse est injectée.

On ne saurait méconnaître à ces altérations les
caractères anatomiques des lésions de la méningite cérébro-spinale. Les lésions si franchement
inflammatoires que Larrey croit propres à la nostalgie ont été retrouvées par Lefèvre, Tourdes et
Forget dans les épidémies de méningite encéphalo-
rachidienne dont ils nous ont laissé l'histoire et
dans lesquelles la nostalgie n'a rien à faire.

Il faut se reporter à l'époque où a écrit le grand
chirurgien pour ne pas s'étonner de lui voir attribuer à la nostalgie des lésions inflammatoires. Le
physiologisme régnait alors en maître, et il ne
pouvait expliquer autrement que par l'irritation

et l'inflammation du cerveau la production d'une
maladie que nous considérons aujourd'hui comme
toute morale.

Après Larrey, Bégin[1] décrit à son tour les altérations anatomiques qu'il attribue à la nostalgie.
Ce qu'il dit de l'état des centres nerveux et de
leurs enveloppes n'est que la reproduction de ce
qu'avait écrit son maître, mais il ajoute que les
autres organes, comme le tube digestif, le poumon,
le cœur et leurs annexes sont le siége d'altérations
variables et plus ou moins profondes, suivant que
les sympathies morbides dirigeaient pendant la vie
plus particulièrement leur influence sur l'un d'entre
eux que sur les autres, et c'est précisément dans
cette affirmation que nous trouvons la preuve qu'il
n'y a pas d'altérations anatomiques primitives qui
soient le propre de la nostalgie.

Laurent et Percy sont encore beaucoup moins
précis, et se bornent à dire que l'on trouve des
traces de phlegmasie dans la poitrine et dans les
intestins.

Évidemment, les premiers auteurs que nous venons de citer ont décrit les lésions qu'ils ont cru
pouvoir attribuer à la nostalgie suraiguë. Laurent

---

[1] Begin, *Dict. de méd. et de chir. prat.*, t. XII, p. 78,

et Percy sont plus près de la vérité, et les lésions
anatomiques que l'on peut trouver sont aussi diverses que les maladies pendant le cours desquelles
la nostalgie s'est développée et dont elle est venue
accélérer le terme fatal ; mais nous pensons que
ces lésions doivent être considérées comme absolument indépendantes de la nostalgie, qu'elles n'ont
aucun rapport avec sa production, et ne sauraient
jamais être considérées que comme le résultat des
déterminations morbides qui se sont produites sous
son influence. Elles sont dans tous les cas consécutives, et selon nous, les fonctions des organes,
d'abord troublées par la dépression générale de
l'économie, amènent dans leur structure les modifications anatomiques variées que les autopsies
ont révélées.

En résumé, la nostalgie ne laisse aucune trace
de son passage, et si le système nerveux est anatomiquement modifié ou ne saurait dans l'état actuel de la science dire de quelle manière, ni sur
laquelle de ses parties porte cette modification.

DIAGNOSTIC ET PRONOSTIC.

Nous n'avons que peu de chose à dire du diagnostic de la nostalgie. Il est impossible de confondre avec aucune autre affection. On la dis-
tinguera facilement de cet ennui dont sont atteintes,
en si grand nombre, les personnes éloignées de
leur pays qui ne savent pas se créer des occupations et que l'on rencontre si souvent, par exemple,
à bord des bâtiments pendant les longues traversées,
et à la fin des stations trop longtemps prolongées,
alors que les mêmes objets frappent incessamment
les regards, que les conversations roulent dans le
même cercle d'idées, et que les jours se succèdent
dans une désolante uniformité. Cet état d'accable-
ment moral exerce aussi à la longue une influence
fâcheuse sur la santé, mais il n'est pas occasionné
par l'idée fixe du retour qui caractérise le mal du
pays.

On ne saurait non plus la confondre avec la mélancolie ou avec l'hypochondrie. Un examen attentif
permettra d'éviter l'erreur, en révélant d'un côté
des idées bizarres, de l'autre, des appréhensions
sur la santé ne demandant qu'à se manifester. Le

nostalgique, ainsi que nous l'avons dit, cherche toujours à dissimuler son état, c'est à peine s'il se l'avoue à lui-même. Lorsque le médecin soupçonnera l'existence du mal du pays, il devra observer la conduite du malade, prendre dans son entourage des informations sur son caractère et sur ses habitudes, et, par des interrogations bienveillantes, par des allusions directes, captiver sa confiance et obtenir l'aveu de sa souffrance. Les émotions qu'il fera naître par le rappel des souvenirs du pays, seront pour lui la preuve irréfragable de la réalité de la nostalgie.

Les soldats simulent quelquefois cette affection, et les mobiles qui les y poussent sont assez variés. C'est tantôt dans l'espérance d'obtenir un congé, c'est aussi pour se faire réformer, ou enfin, et tout simplement par-paresse et pour se soustraire momentanément aux exigences de la discipline militaire.

Leur supercherie ne saurait tromper un médecin éclairé, et en tout cas l'erreur ne pourrait jamais être de longue durée. Le calme du pouls, l'ensemble des traits de la face auxquels le simulateur cherchera vainement à donner l'empreinte d'une tristesse qui n'est que feinte, mettront bien vite sur la voie. Le bon état des fonctions, si profondé-

ment troublées dans la vraie nostalgie, la conservation des forces et de l'embonpoint, le désir toujours trop tôt exprimé de revoir ses foyers, enfin
l'absence de cette émotion aussi soudaine qu'inévitable que l'allusion la plus faible fait toujours naître
chez le véritable nostalgique, tout décèlera le piége
tendu par la paresse ou la ruse. Lorsqu'on soupçonnera la simulation, on pourra recourir à la
diète, à des médicaments désagréables, et les trom-
peurs renonceront bientôt à leur supercherie.

On ne pourrait enfin confondre la nostalgie avec
une passion d'un genre tout opposé, qui porte
ceux qu'elle atteint à chercher dans les voyages la
satisfaction du désir incessant qu'ils éprouvent à
changer de lieu. Hoyer[1] l'a désigné sous le nom
d'apodemalgia et en a cité une observation fort curieuse. Le sujet dont il nous a laissé l'histoire
éprouvait dans son pays tous les symptômes de la
nostalgie. Il se cachait à tous les yeux, passait les
nuits sans sommeil et dans les larmes, et guéris-
sait comme par enchantement dès qu'il quittait sa
ville natale. D'après ce que nous avons dit, la nostalgie, même celle qui marche rapidement, ne saurait être confondue avec aucune affection inflam-

---

[1] Hoyer, *Actes des curieux de la nature.*

matoire du cerveau ou de ses enveloppes, et nous avons essayé de montrer la différence si profonde qui la sépare des affections de ce genre, ce qui nous dispense d'entrer ici dans des détails que nous avons indiqués précédemment.

La nostalgie confirmée est toujours une affection grave. Si elle guérit sûrement par la satisfaction du désir qui en est le principe, elle devient mortelle lorsqu'on ne peut le satisfaire et rendre à leur pays et à leur famille les malheureux qu'elle a frappés. Elle conduit à la mort, indépendamment de toute autre maladie, par le dépérissement progressif qu'elle amène, ou bien elle vient accélérer le terme fatal des affections ou des blessures qui l'ont fait naître.

CHAPITRE IV

EXAMEN CRITIQUE DES OPINIONS DES AUTEURS SUR LA NOSTALGIE

SA PLACE DANS LE CADRE NOSOLOGIQUE

L'étude des causes et des symptômes de la nos·
talgie nous conduit naturellement à chercher quelle
est sa nature, et à déterminer la place qu'elle doit
occuper dans le cadre nosologique. Nous devons
donc discuter les différentes opinions qui ont été
émises à ce sujet. Bien que le mal du pays soit
pour ainsi dire aussi ancien que le monde, les livres
de l'antiquité ne nous apprennent rien à son égard.
Il n'est désigné ni dans les écrits d'Hippocrate, ni
dans ceux de Galien, qui ont dû le confondre avec
la mélancolie. Malgré les grandes migrations qui
se sont accomplies au moyen âge, et les guerres

lointaines et nombreuses qui ont signalé cette époque, les médecins sont restés muets sur la question qui nous occupe. C'est que, pendant tout ce
temps, la médecine isolée des autres sciences était
vouée à la stérilité, et il nous faut arriver jusqu'à
la fin du dix-septième siècle pour trouver la première description de la nostalgie, due à Jean Hoffer.
L'idée qu'on s'est faite depuis de la nostalgie a nécessairement varié avec les doctrines médicales qui
ont régné tour à tour, et ce serait mal tracer son
histoire philosophique que d'accumuler ici des
noms d'auteurs et la nomenclature de leurs ouvrages sans dire un mot des doctrines qui les ont
inspirés. Les théories médicales ont en effet
éprouvé bien des vicissitudes, et subissent encore
aujourd'hui le joug de toutes les philosophies et de
toutes les sciences dont la médecine est tributaire.

Nous aurons donc à apprécier successivement les
théories des nosographes, celles des médecins de
l'école physiologiste, enfin les idées des médecins
contemporains, c'est alors seulement que nous
pourrons essayer de déterminer la nature de la
nostalgie, et la place qui lui revient dans la classification des maladies.

Le dix-septième siècle est véritablement le créa-
teur de cette grande science moderne dont nous

sommes si fiers, et l'on peut dire avec le père Gra-
try que rien de ce qui a été fait jusqu'à présent
dans l'ordre scientifique, n'a été fait sans lui. Il
était bien temps, après de si longs siècles, que la
médecine reprit son ancienne splendeur et rentrât
dans la voie de la raison en revenant à l'étude de
la nature dont elle s'était écartée. Ce fut l'œuvre
de Boerhaave et de Stahll dont la doctrine féconde
donna un si grand essor à la philosophie médicale.
Stahll[1], surtout, reprenant l'idée de saint Augustin,
écrivit que l'âme préside à la conservation de son
enveloppe matérielle et règle l'économie de ses
mouvements organiques et moraux, en vertu de certaines facultés dont elle est douée, facultés les unes
intellectuelles dont elle a conscience, et les autres
corporelles, qu'elle sent mais dont elle n'a pas
conscience. Cette doctrine du professeur de Hall a
inspiré un grand nombre des auteurs dont nous
aurons à parler.

D'après plusieurs médecins[1], ce seraient Neuter
et Harder, auteurs du commencement du siècle
dernier qui auraient employé pour la première fois
le mot de nostalgie pour désigner l'affection dont
nous venons d'exposer les symptômes. Il faut re-

---

[1] Auber, *Science médicale*, Paris, 1853, p. 171 et suiv.

[2] *Compendium de médecine*, t. VI.

monter plus haut, et la première monographie
connue de la nostalgie est due, comme nous l'avons
déjà dit, à Jean Hoffer, et a été imprimée à Bâle en
1685. Il la désigne aussi sous les noms de νοσομανια
et de φιλοπατριδαλγια, et il en détermine la nature
de la manière suivante :

D'après lui [1] la nostalgie serait produite par une
vibration continue des esprits animaux dans les
fibres intérieures du cerveau, où les impressions
des idées de la patrie seraient restées gravées. Je
pense, dit ce médecin, que ces impressions sont
gravées par une méditation fréquente et une repré-
sentation du pays, de telle sorte que les esprits la
suivent instinctivement, et excitent constamment
l'âme à contempler toujours l'image de la patrie
absente. C'est, ajoute-t-il, à peu de chose près ce
qui se passe dans le sommeil, où l'on voit fréquemment surgir les idées des choses qui ont fait une
impression profonde sur notre esprit. D'après
Hoffer, l'esprit ne peut rien s'imaginer qui n'ait
un corps, et il conclut que la nostalgie est une
maladie de l'imagination, et que son siége est dans
dans cette partie du cerveau où les images des objets sont représentées et conservées.

---

[1] J. Hoffer, *De nostalgia*, Bâle, 1685.

Longtemps avant, Rabelais avait exprimé la
même idée, en faisant dire à Pantagruel écrivant à
son père[1]. « Et facilement acquiesçoit en la douce
recordation de votre Auguste Majesté, escrite, voire
certes insculpée et engravée au postérieur ventri-
cule de mon cerveau, souvent au vif me la représentant en sa propre et naïve figure. »

Nous trouvons aussi, un peu plus tard, la nostalgie indiquée dans les écrits de Van Swieten. On
sait qu'après n'avoir vu d'abord dans les fonctions
des corps vivants que des propriétés soumises aux
lois de la physique et de la chimie, Boerhaave avait
fini par reconnaître que le corps est pénétré de
forces et de facultés actives, et que sa théorie s'était
sensiblement rapprochée de la doctrine hippocra-
tique. Son savant commentateur considère la nostalgie comme une des causes de la mélancolie et
du scorbut, et elle serait produite, selon lui, par
une altération de la bile noire.

Nous voyons ensuite apparaître, et presque en
même temps, à Édimbourg, à Montpellier et à
Vienne : Cullen, Sauvages et Sagar. Ces trois médecins revenus à l'observation et à la méthode d'Hippocrate avaient cherché à discerner le vrai caractère

---

[1] Rabelais, *Pantagruel*, chap. 4.

des maladies, et à déterminer la place qui leur convient dans le cadre nosologique. Suivant l'exemple
donné par les naturalistes, ils ont réuni dans un
même groupe, pour les confondre dans des considérations communes, des maladies semblables, et les
sépare des maladies avec lesquelles elles n'ont
aucun rapport. Tous les trois se sont occupés de
la nostalgie et lui ont réservé une place dans leur
classification.

Cullen[1], ainsi qu'il le dit dans le discours préli-
minaire des éléments de médecine pratique, est so-
lidiste. Il soutient que la vie n'est que le produit
de l'organisation mise en mouvement par les lois
de la matière organique. Il n'admet pas d'intermédiaire actif entre l'âme et le corps, et lie si intime-
ment l'âme au système nerveux, qu'elle en est la
servante obligée, de même que les nerfs sont à leur
tour les instruments directs de l'âme. Pour lui, la
force nerveuse domine tout, et sa pathologie tout
entière est appuyée sur la physiologie du système
nerveux. Sa doctrine et sa classification des névroses
ont été acceptées partout, et, sans cesse reproduites,
ont encore aujourd'hui force de loi. Il classe la nostalgie dans les vésanies ou névroses de l'intelli-

---

[1] Cullen, *Éléments de méd. prat.*, t. I, traduct. Bosquillon,
Paris, 1819.

gence, et elle se trouve indiquée dans la douzième
classe, comme une des formes de la mélancolie.

Sauvages [1], auteur remarquable de la nosologie
méthodique, disciple convaincu de la philosophie
de Stahll et de Mallebranche, place également la
nostalgie dans les vésanies. Il en décrit les symptômes avec une grande précision, et expose les
règles du traitement purement moral qui lui convient, mais il la sépare de la mélancolie, et elle constitue pour lui un genre à part des vésanies.

A l'exemple de Sauvages, Sagar [2] fait de la nostalgie un des genres des vésanies, qui sont carac-
térisées par les maladies de l'esprit, et qui proviennent d'une erreur de l'imagination, du sentiment, du jugement ou de la mémoire. C'est pour
lui un désir dépravé : *cupiditas depravata.*

Arrive enfin Pinel [3], au commencement de ce
siècle. Cet illustre médecin, qui a été si longtemps
le chef de l'école médicale française et qui, dans
son admirable livre de la nosographie philosophique,
a si bien démontré l'utilité de l'observation et de
l'expérience, reprend la définition de Cullen, et la
nostalgie devenue pour lui une névrose des fonctions

---

[1] Sauvages, *Nosolog. meth.*, t. II, 1768.
[2] Sagar, *System. morborum systemat.* Vienne, 1703.
[3] Pinel, *Nosogr. philosoph.*, t. III, Paris, 1818.

cérébrales, constitue une des variétés de la mélancolie.

Ainsi donc, à quarante ans de distance, inspirés
par des doctrines différentes, ces quatre célèbres
médecins font de la nostalgie une des formes de
l'aliénation mentale. Pour eux, les nostalgiques
sont des fous. Pinel et ses devanciers s'étaient
bornés à une division symptomatique des folies, ils
en fondaient les distinctions sur l'état des facultés,
des sentiments, des passions, des affections et des
instincts, et la mélancolie consistait dans une lésion des facultés morales et affectives. La nostalgie
n'était qu'une de ses variétés. Le mélancolique, dit
Pinel, est comme possédé par une idée exclusive
ou une série particulière d'idées, avec une passion
dominante et plus ou moins extrême, et la monomanie présente un nombre aussi infini de formes
que les idées qui peuvent se former dans l'intelligence humaine. Mais, depuis ce temps, la monomanie a été niée de la façon la plus formelle.
Falret[1] n'admet pas l'unité du délire, et selon lui,
l'âme humaine ne peut être divisée en forces distinctes capables d'agir isolément et d'être lésées séparément. Tout s'enchaîne dans leur action, et les

---

[1] Falret, *Des maladies mentales*, Paris, 1864, p. 425.

divers modes de l'activité humaine sont des aspects d'un même principe indivisible dans son unité. Cullen l'avait déjà dit, la mélancolie doit être considérée comme une manie, et toute folie partielle peut devenir générale.

Le nostalgique n'est ni un maniaque ni un mélancolique, et nous ne saurions le considérer comme un fou. Il y a dans la nostalgie une idée dominante et exclusive, mais il n'y a pas d'idée erronée ni de faux raisonnement, et on ne saurait comparer l'infortuné qui regrette son pays, qui a conscience de l'idée qui le domine et qui en meurt, au fou qui s'imagine par exemple être possédé du démon, à celui qui se croit changé en loup, en chien, et qui manifeste des penchants analogues, pas plus qu'au persécuté qui refuse des aliments. Dans ce cas l'idée première est extravagante et entraîne à des actes insensés, dont les lypémaniaques n'ont pas conscience, mais nous ne voyons rien de pareil dans la nostalgie. « Qu'un homme, dit Lelut [1], soit sans relâche sous l'influence d'une passion, c'est-à-dire d'une idée fixe, qu'il la poursuive, qu'il en oublie parfois l'observation des devoirs ordinaires, sa raison pourra ne pas fléchir, et il ne faudra voir

---

Lelut, *Démon de Socrate*, p. 141.

dans son état qu'une tension périlleuse de l'esprit qu'on ne saurait taxer de folie. » Le nostalgique est dans ce cas : il y a dans sa passion une cause réelle prise dans le monde extérieur, et le trouble de son sentiment ne s'étend pas jusqu'à son intelligence. Il n'y a pas folie, car sa raison rectifie l'erreur de son imagination, et il en a conscience ; et son idée fixe, isolée pour ainsi dire dans son intelligence, ne réagit pas sur ses actes. Tandis que s'il arrive quelquefois que les mélancoliques apprécient leur état, ils sont toujours dominés par la crainte, la terreur, et ne tardent pas à commettre des actes en rapport avec l'idée qui les domine. Le fou voit ou croit voir les personnes et les choses autrement qu'elles ne sont réellement, et considère les conceptions les plus extravagantes comme autant de réalités ; le désordre de ses idées est persistant et plus ou moins général, et, par cela même, inaperçu par la conscience, et cette pluralité du délire, même dans la monomanie la plus bornée, est le signe le plus caractéristique de la folie.

Alibert n'a pas confondu ces deux états : il a séparé la folie évidente du mélancolique de la pas-

---

1 Alibert, *Physiologie des passions*, t. I, Paris, 1817.

sion qui fait le fond de la nostalgie, et il a consa-
cré un chapitre de sa physiologie des passions à
la description du mal du pays. La nostalgie est
pour lui le résultat d'un besoin instinctif qui fait
que le retour à la terre natale est devenu indispensable à l'existence d'un individu séparé de sa
patrie, et nous avons emprunté à ce médecin philosophe deux de ses observations. « On dirait,
écrit Alibert, que cet amour pour le sol natal tient
à une disposition de notre âme, à certains éléments, à certains principes de notre constitution
physique qui réagissent, et nous forcent à venir
nous replacer pour ainsi dire malgré nous, sous le
soleil qui éclaira notre berceau. » Nous avons déjà
vu que Thevenot, en parlant de la nostalgie qui
atteint les Européens habitant les pays chauds, a
développé la même idée.

Si nous poursuivons cette comparaison entre
la mélancolie et la nostalgie, nous voyons que le
nostalgique ne perd pas la connaissance des rapports réels des choses, et que l'association de ses
idées n'est pas troublée. Il est seulement en proie
à une tristesse qui résulte de la profonde pertur-
bation de son âme et il y puise un nouvel ali-
ment à la passion qui le dévore et qui le tue. Le
retour dans son pays est l'objet de toute son acti-

vité, et toutes ses pensées concourent à la réalisation de ce but. Cette idée est la planche de salut à laquelle il s'attache, et il ne fait pas naufrage dans de nouvelles aberrations.

Si nous comparons maintenant l'état physique des mélancoliques à celui des infortunés atteints de nostalgie, nous constatons des différences tout aussi grandes que dans la comparaison des phénomènes intellectuels. C'est un fait d'observation, et pour ainsi dire connu de tout le monde, que les fous ont leur santé, c'est-à-dire que chez eux les actes de la vie végétative et ceux de la vie de relation, moins la juste coordination de ces derniers, s'accomplissent presque toujours régulièrement. Malgré le désordre de leurs idées, ils conservent leurs forces et leur embonpoint : le premier effet de la nostalgie, au contraire, est de troubler profondément toutes les fonctions de l'économie, et aucune monomanie n'a jamais produit, ni aussi sûrement ni aussi vite, les désordres si généraux et si graves que nous avons décrits, et aucune n'est aussi certainement une cause de marasme et de mort.

Si nous considérons les résultats du traitement, nous verrons combien ils sont différents. Prenez, par exemple un fou ambitieux, et satisfaites, si c'est possible, les idées de grandeur ou de richesse qui

10

le dominent. Sa raison sera toujours aussi profondément et aussi exclusivement troublée. Esquirol l'avait remarqué : on ne peut discuter avec un fou sur l'objet de son délire sans que son attention reçoive une excitation plus forte dans sa direction. L'ambition du fou dont nous parlons grandira donc à mesure qu'elle semblera atteindre son objet. N'est-elle pas en effet sans limites et condamnée à n'être jamais satisfaite? Promettez au contraire à un nostalgique de le renvoyer dans sa famille, son état s'améliorera toujours quelle que soit sa gravité, et souvent même il guérira tout à fait par la certitude de la satisfaction de sa passion.

Enfin on ne saurait nier que très-souvent la mélancolie est héréditaire, et tous les aliénistes ont vu en tous lieux, et dans plusieurs générations successives, des membres de certaines familles atteints pour ainsi dire fatalement de cette maladie. Cette mélancolie héréditaire peut très-bien ne se développer que dans un âge avancé, et son explosion est déterminée par les circonstances les plus variables. Ce fait est encore démontré, aussi bien par l'opinion populaire que par les observations recueillies dans les établissements publics ou privés d'aliénés de tous les pays. Jamais, au contraire, on n'a vu la nostalgie se développer sous l'influence si manifeste de l'hérédité pour toutes les formes de la folie.

De l'origine toujours certaine, de la marche et de la terminaison de la nostalgie, nous devons donc conclure qu'elle doit être séparée de la mélancolie et de la monomanie telles que les définissent encore les médecins aliénistes, et les nosographes dont nous venons de parler.

Cette distinction nous paraît de la plus haute importance, surtout dans l'appréciation juridique des actes des nostalgiques. Nous ne saurions croire avec Moleschott et Buchner que la volonté n'est jamais libre, et qu'elle n'est que l'expression nécessaire d'un état du cerveau produit par des influences extérieures. Nous croyons au contraire au libre arbitre, et à la responsabilité morale qui en est la conséquence. Les criminels ne sont pas pour nous des malheureux plus dignes de pitié que de mépris, et la société doit se protéger contre eux et les mettre dans l'impossibilité de lui nuire. Nous admettons facilement que les aliénés sont irresponsables, car on ne saurait faire un crime de ce qui est involontaire, et l'on sait que si les mélancoliques ont des intervalles lucides, ils éprouvent aussi des perversions qui les entraînent sans réflexion à des actes répréhensibles qu'ils réprou-

vent ensuite, et qu'ils ne concevraient même pas
dans leur période de calme. Il ne saurait en être
ainsi chez les nostalgiques. Ils ont toujours la possibilité de juger leurs actes, ils les comprennent, et
sont libres d'agir en prévision de leurs conséquen-
ces. Leur raison les éclaire ; ils en sont donc res-
ponsables, parce que pouvant apprécier le péril de
leurs déterminations coupables ils n'y ont pas suffisamment résisté.

Après Pinel viennent Gall et Broussais. Beaucoup des auteurs qui se sont occupés de la nostalgie l'ont fait sous l'empire de leurs doctrines, expression la plus haute du matérialisme, et dont le
temps a fait justice. En réduisant la science à l'é-
tude des phénomènes organiques, Broussais a refusé
d'admettre ce que nous ne pouvons expliquer, et
les limites de nos sens sont devenues pour lui celles
de ce qu'il appelait la raison. Mais devons-nous
nier absolument les phénomènes qui restent inac-
cessibles à notre intelligence, et la raison ne nous
commande t-elle pas de ne pas procéder à l'étude
des maladies avec des idées toutes faites et de ne
pas plier les faits à des systèmes préconçus ?

Broussais est parti de cette idée que toutes les
maladies tiennent à une cause excitante, et que
l'inflammation source de tous les phénomènes vi-

taux physiologiques ou pathologiques, est toujours
semblable à elle-même et ne diffère que par le
siége et le degré. Il ne pouvait donc admettre la
définition de Cullen [1] et de ses successeurs. Elle
tendait en effet à soustraire une grande classe de
maladies à l'empire de l'irritation inflammatoire,
et les névroses devinrent pour lui une irritation
sympathique transmise par un tissu ou un organe
enflammé au système nerveux cérébro-spinal. La
folie elle-même classée jusqu'à lui parmi les névroses de l'intelligence est devenue une irritation
des hémisphères cérébraux.

L'âme n'existe pas, dit l'auteur du physiologisme, et la perception, le jugement, la volonté,
la mémoire ne sont autre chose que le résultat immédiat de l'action du cerveau, ou mieux, des modes
différents d'excitation du système nerveux. Les
appétits, les désirs, les passions enfin, ne sont que
des modifications des viscères perçues par le cerveau
dont elles déterminent le mouvement. « Comme si,
écrit Trousseau, en supposant aussi excitée que
possible une action physiologique quelconque dans
un organe foncièrement sain, et exempt de toute
propriété morbide, on pouvait voir se développer

---

[1] *Compendium de médecine*, t. VI, p. 208.

autre chose que des facultés plus puissantes et plus
saines [1]. » Brcussais enfin, poursuivant son idée
jusqu'à ses dernières limites, repousse tout traitement moral, et sa thérapeutique se borne à l'observation de l'hygiène et aux antiphlogistiques.

C'est sous la domination de ces idées qui ont régné pendant vingt ans, que la plupart des médecins
dont nous avons consulté les travaux ont fait de la
nostalgie une inflammation cérébrale. Begin [2],
entre autres, dit que la nostalgie est produite par
une excitation encéphalique persévérante qui réagit sur les principaux viscères, trouble leurs fonctions et peut amener la mort suivant le même mécanisme que toutes les irritation internes chroniques.

Larrey [3] n'est pas moins affirmatif en écrivant
que le premier effet du désir non satisfait du
nostalgique est suivi d'une inquiétude pénible qui
s'accroît toujours, et que cette passion paraît af-
fecter d'abord la périphérie du cerveau. Il y a expansion de la substance cérébrale, engorgement de
ses vaisseaux et de ceux de ses membranes, et enfin une altération pathologique. Ces effets se pro-

---

[1] Trousseau, *Matière médicale, préface.*
[2] Begin, *Dict. de méd. et de chir. prat.,* t. XII.
[3] Larrey, *Mémoires de méd. et de chir. milit.,* t. V.

pagent ensuite graduellement vers les parties du
cerveau qui fournissent les organes des sens et de
la locomotion, et ces fonctions s'affaiblissent d'abord
pour finir par éprouver des altérations diverses.

Mais en parlant de l'anatomie pathologique nous
avons démontré que ces altérations ne sont que
des lésions organiques consécutives à la nostalgie
ou attribuables aux affections diverses qui l'ont
fait naître ou dont elle a pu devenir à son tour la
cause, et que, dans aucun cas, elles ne sauraient
être considérées comme en étant l'origine. On ne
peut donc pas rattacher la nostalgie à aucune lésion organique constante.

Georget, à son tour, dit dans le Dictionnaire de
médecine et de chirurgie pratique que la nostalgie
n'est pas une maladie mais qu'elle peut devenir la
cause d'inflammations diverses. Le chagrin nostalgique engendrerait l'irritation cérébrale et consé-
cutivement les symptômes viscéraux et nerveux, et
comme toutes les passions tristes, il disparaîtrait
avec la cause qui l'a produit.

Une réaction ne tarda pas à s'opérer contre le
physiologisme, et les opinions des auteurs qui
succèdent aux disciples de Broussais varient comme
les doctrines de leurs maîtres. Après le professeur
du Val-de-Grâce il n'y a plus d'enseignement dog-

matique et traditionnel. L'école de Paris, qui avait
brillé d'un si vif éclat, devient éclectique, toutes
les doctrines s'y coudoient ainsi que toutes les conceptions, et il arrive un moment où l'on peut dire
avec Aubert que sa philosophie est de n'en pas
avoir. Cependant, à mesure que nous approchons
de notre époque nous voyons les médecins abandonner de plus en plus la théorie de Broussais sur
la nostalgie, et revenir à celle des névroses de Cullen et des nosographes qui l'ont suivi.

Andral[1] place la nostalgie dans les maladies ca-
ractérisées par la lésion de l'intelligence, qui constituent les maladies des centres nerveux se présentant
sans altération cadavérique. Elle fait partie du
deuxième ordre de sa classification, caractérisé par
les désordres chroniques. Ce savant professeur dit
avec Gall que tous les hommes ont le germe d'une
monomanie dans la prédominance d'une passion :
l'amour de la patrie est dans le cœur de tous les
hommes, et cet amour peut être tellement exagéré
qu'il en résulte une maladie. La nostalgie devient
alors une monomanie, et constitue pour Andral une
perversion de ce sentiment si profond du cœur de
l'homme.

---

[1] Andral, *Pathologie interne*, t. III p. 1836.

Les médecins organiciens ou anatomo-patholo-
gistes qui se sont surtout préoccupés du diagnostic
du siége des maladies, n'ont pas été plus heureux
que les nosologistes qui les avaient précédés et
n'ont pu parvenir à localiser la nostalgie. Ainsi,
nous voyons dans le quatrième volume de la Pathologie de Requin [1], refait par Axenfeld et Brierre de
Boismont, la nostalgie classée parmi les névroses
de l'intelligence, et la monomanie nostalgique,
comme ils l'appellent, considérée comme la cause
d'une mélancolie qui dégénère en aliénation mentale. Elle serait pour eux moins une maladie qu'une
cause morbide.

Pour Michel Lévy, la nostalgie est moins une
maladie qu'une habitude cérébrale, dont la persistance et l'exaltation finissent par amener des
troubles fonctionnels et des localisations morbides.

Il semble partager l'opinion de Georget. Nous
avons vu, en effet, que cet auteur prétend que la
nostalgie n'est pas une maladie qu'on peut décrire,
mais seulement une cause d'affections dont le traitement peut même être indépendant de la cir-
constance qui leur a donné naissance.

[1] Requin, *Pathologie interne*, t. 4, Paris, 1865.

Enfin, Delasiauve[1] la fait rentrer dans le cadre des folies partielles morales.

Telles sont les principales opinions qui ont été émises sur la nature de la nostalgie, qu'elle ait été attribuée à une inflammation cérébrale ou qu'elle soit considérée comme le résultat d'un trouble fonctionnel nerveux, tous les auteurs l'ont rangée dans l'aliénation mentale. Nous pensons que l'étude de ses symptômes doit mener à une autre conclusion, et nous allons essayer d'exposer, à notre tour, quelle est notre opinion sur ce sujet difficile.

A chaque pas que l'on fait dans l'étude de la nature humaine on est saisi du rapport constant qui existe entre le monde moral et le monde physique et de leur influence réciproque. Aucune maladie ne manifeste avec autant d'évidence que la nostalgie l'empire des passions, et l'influence du moral sur le physique.

L'âme humaine est pour nous le principe de la vie elle-même; elle est unie à nos organes d'une façon indissoluble, et cette union est la condition essentielle de notre existence. Si elle est inexplicable, elle n'en est pas moins acquise, et il

[1] Delasiauve, *Journal de méd. ment.*, t. V, Paris, 1865.

n'est pas possible de trouver un seul phénomène psychique qui ne l'accuse. L'âme domine les propriétés générales de l'organisme, et comme la nature d'Hippocrate, elle pénètre l'économie tout entière, préside à tous les phénomènes qu'elle présente, et c'est la puissance constamment active qui la dirige et l'entretient. Nous ne voulons pas dire qu'elle accomplit les phénomènes des corps vivants, mais bien qu'elle en est la raison d'être.

Notre intelligence ne peut s'exercer que par nos sens, et tout phénomène intellectuel et moral suppose comme condition indispensable la coopération du cerveau, et nos idées et nos sentiments réagissent par lui sur le système nerveux tout entier. Nos sentiments et nos affections ne peuvent donc se modifier d'une façon durable sans apporter par contre-coup des changements dans l'organisme, et nous avons vu la nostalgie, cette passion profonde, amener dans toutes les grandes fonctions les troubles les plus variés.

Pour que la nostalgie puisse se produire il faut l'intervention des facultés intellectuelles, particulièrement de l'imagination, et de la mémoire qui ne peuvent s'exercer sans la participation du cerveau.

Le mécanisme[1] de nos facultés et la physiologie
pathologique sont encore entourés de nuages que
nous pouvons craindre de ne voir jamais se dissiper
entièrement. La pensée humaine exige l'exercice de
plusieurs facultés distinctes qui sont mises en jeu
par la perception dont elles dépendent, et la physiologie aussi bien que l'anatomie pathologique
nous apprennent que c'est dans la masse cérébrale
interposée entre les conducteurs qui lui apportent
les impressions, et ceux qui transmettent à l'organisme les ordres de la volonté, que se trouvent les
instruments indispensables à l'exercice de ces facultés. Mais la détermination scientifique de leur
localisation est impossible dans l'état actuel de nos
connaissances, la phrénologie n'a plus d'adeptes et
a suivi dans l'oubli le physiologisme de Broussais.
L'école positiviste a été obligée d'y renoncer, et
voici comment M. Littré s'exprime à son sujet,
dans son livre sur Auguste Comte et la philosophie
positive : « La division du cerveau en organes et de
l'âme humaine en facultés correspondantes, était
une hypothèse vraiment scientifique, c'est-à-dire
suivant la définition de Comte, de la nature de
celles qui sont vérifiables par l'expérience. Elle fut

---

[1] *Nouveau dict. de méd.*, t. II, Paris, 1861.

donc soumise à une longue et laborieuse vérification. Or, aujourd'hui, il demeure certain que l'hypothèse ne concorde pas avec les faits. La phrénologie n'a pu maintenir ni physiologiquement la division en facultés, ni anatomiquement la division en organes cérébraux. Et tant qu'elle sera dans cet état il est aussi inutile que dangereux de lui demander des directions et de la prendre pour guide dans les interprétations biologiques [1]. »

La localisation des facultés de l'âme humaine ne repose en effet sur aucun fait qui la justifie. Nous savons seulement que ces facultés ont leur siége dans les hémisphères cérébraux dont le développement concorde dans la série animale avec le développement de ces facultés supérieures. Les dernières recherches de Luys, qui a repris les travaux si controversés de Defaye et de Foville, nous font supposer que la substance cérébrale des circonvolutions en est le siége; mais qui pourrait dire actuellement que l'imagination, que la mémoire résident dans tel ou tel point précis du cerveau, et qui a vu ces modifications organiques, constantes, cause supposée des mêmes phénomènes? Nous sommes donc amenés à penser que les procédés de la médecine

---

[1] Littré, *Aug. Comte et la philosophie positive.*

11

expérimentale, qui circonscrit la physiologie du
système nerveux dans le champ de l'expérience du
laboratoire, ne nous dévoileront jamais le mécanisme de nos facultés, et que les considérations
anatomiques et l'histologie la plus avancée, malgré
l'importance de leur rôle, seront également toujours
insuffisantes, et nous ignorons les modifications
que les impressions morales et physiques produisent dans le cerveau.

Bornons-nous donc à dire ce que la science nous
donne de certain, que les hémisphères cérébraux
sont les instruments indispensables à l'exercice de
nos facultés. Nous croyons que l'âme est le siége de
nos passions, et que dans l'organisme réside le sti-
mulus qui les fait naître et les excite, et que partout où la sensation trouve une porte pour entrer
chez nous, il y a une puissance qui peut les produire.

La nostalgie est une passion lente et continue;
c'est une excitation de cette faculté qu'on appelle
l'imagination. Nous savons que l'intelligence peut
se représenter tout ce qu'elle a une fois acquis, et
que rien de ce qui concourt à la formation de nos
idées n'est perdu sans retour. Les impressions que
les sens nous ont transmises peuvent, en l'absence de la cause qui les a fait naître, se réveiller
d'elles-mêmes comme si elles avaient laissé une

certaine trace et que cette trace se fût ravivée.
L'imagination sensitive est cette faculté de l'intelligence qui fait précisément que ces impressions
sensorielles anciennes se produisent indépendamment de leur objet.

C'est par l'union de l'imagination et du souvenir
que la nostalgie se produit. Mes pensées viennent
quand elles veulent, et non pas quand je veux, a
dit Rousseau, et les idées et les sentiments qu'elles
font naître deviennent à leur tour la source de
nouvelles idées et de nouveaux sentiments qui
en engendrent d'autres. L'image de son pays se
présente à une personne qui en est éloignée : ce
n'est d'abord qu'une simple image qui peut être
fugitive, mais qui peut aussi se transformer en
idée, et devenir une idée fixe, c'est-à-dire imprimer à l'attention une direction exclusive et amener
une tendance irrésistible. Cette tendance absorbe
tellement l'esprit, et les images du pays natal se
reproduisent avec tant de ténacité, que la volonté
devient impuissante à les effacer et que la nostalgie
est déclarée. Mais nous concevons que l'imagination
et la mémoire, excitées dans la nostalgie, ne puis-
sent être ainsi perverties sans que l'organe nécessaire à leur manifestation soit troublé dans son
dynamisme, et qu'il en résulte les troubles fonc-

tionnels divers dont nous avons tracé le tableau.

Pour nous, la nostalgie n'est pas seulement un état moral pénible, c'est une vraie maladie, qui a sa cause propre et son traitement spécial; on doit la considérer comme telle, au même titre que l'hypochondrie, par exemple, qui ne dépend aussi dans bien des cas que d'un état habituel d'ennui, de tristesse, de désespoir, et cesse souvent avec la cause qui l'a fait naître.

Nous avons déjà dit que la nostalgie doit être absolument séparée de la mélancolie et de la monomanie ; nous avons démontré qu'elle n'est pas le résultat d'une inflammation ou d'une altération anatomique du cerveau, il ne nous reste plus qu'à indiquer la place qu'elle doit occuper dans le cadre nosologique. La nostalgie est en effet une maladie, et nous pensons, en l'absence de toute lésion primitive et appréciable du système nerveux, qu'elle doit être considérée comme une névrose essentielle de cette partie du système nerveux qui est l'organe de l'imagination et de la mémoire, et comme il est impossible dans l'état actuel de la science d'en déterminer le siège, nous dirons que la nostalgie est une névrose du système nerveux cérébral.

CHAPITRE V

TRAITEMENT DE LA NOSTALGIE

Nous avons vu en étudiant les causes de la nostalgie qu'en dehors des guerres cette affection tend
de plus en plus à disparaître ; nous en avons cherché la raison, et nous croyons l'avoir trouvée dans
le développement de l'instruction, et des voies de
communication, dans l'abolition de l'esclavage, et
dans la tendance si marquée de nos jours de toutes
les nations Européennes au cosmopolitisme. « L'immobilité traditionnelle de nos pères a fait place à
une véritable fièvre de locomotion, et toutes les
races tendent à se mélanger dans des proportions
inconnues jusqu'ici. Les grandes migrations qui se
sont accomplies à diverses époques ont été des accidents dans la vie des peuples, des perturbations

momentanées séparées par de longues périodes
d'immobilité : elles ne sauraient donner une idée
de ce mouvement incessant, qui ne peut que s'accroître et que l'on doit favoriser[1]. »

En nous occupant du traitement de la nostalgie
nous aurons surtout en vue d'indiquer les moyens
qui nous paraissent les plus propres à en prévenir
le développement surtout dans les armées, et bien
que la science soit de sa nature universelle et qu'elle
constitue un des principaux liens qui rattachent les
différentes nations civilisées, malgré la diversité
de leurs intérêts, nous sommes d'avis que dans une
pareille question, il faut être de son temps et de
son pays, et nous nous attacherons particulièrement
à ce qui concerne l'armée française dont la réorga-
nisation doit être une de nos principales préoccupations.

Pour nous, la prophylaxie de la nostalgie réside
tout entière dans la direction apportée à l'éducation et dans le développement des voies de communications : le livre et la vapeur en sont les principaux agents.

A une époque où tous les esprits dirigent leur
attention vers le progrès, rien de ce qui peut con-

---

[1] Rochard, *Nouveau dict. de méd. et de chir. prat.*, t. I, p. 185.

tribuer à rendre l'homme meilleur ne doit rester étranger à la méditation du médecin. Il doit participer à ce mouvement général et concourir à éclairer la marche des esprits, car il importe surtout que le désir de bien faire soit toujours guidé par la science. Toutes les actions humaines s'enchaînent mutuellement, elles exercent les unes sur les autres l'influence la plus directe, et l éducation peut faire subir au moral et au physique de l'homme les modifications les plus importantes.

Ce serait sortir de notre cadre absolument médical que d'indiquer quelle doit être sa nature et les moyens qu'il faudrait employer pour la répandre et la rendre plus générale. Cette question présente particulièrement dans notre pays de grandes difficultés, et l'opinion n'est pas encore faite sur la solution qu'elle doit avoir. Il faut donner de bonne heure aux enfants l'idée de la patrie, des devoirs qu'elle impose et des sacrifices qu'elle est en droit d'exiger, et leur inculquer en un mot, les sentiments de moralité et de patriotisme qui concourront à la grandeur du pays, et qui pourront transformer l'amour du sol natal, en un sentiment beaucoup plus fécond et beaucoup plus élevé, l'amour de la patrie. Nous ne saurions oublier que c'est après Iéna que l'instruction obligatoire a été dé-

créée en Allemagne, et que c'est l'enseignement
d'un patriotisme tout allemand, c'est-à-dire la haine
profonde de tous les peuples et particulièrement
du nôtre, qui a amené la terrible invasion dont
nous avons souffert et l'occupation étrangère qui
pèse encore sur nous.

Nous devons apprendre à nos enfants à aimer
leur patrie par-dessus tout, leur donner une éducation virile, développer chez eux les vertus grandes
et fortes qui font les caractères grands et généreux,
et les habituer par une discipline douce et ferme à
la fois à la pratique de ces devoirs de l'enfance
qui sont le prélude des devoirs de la vie. Il faut leur
enseigner aussi à entretenir par la science, par le
commerce et l'industrie des relations avec le reste
du monde. Même au milieu de ses malheurs la
France a encore le droit d'être fière, et les autres
nations y viennent étudier les arts et les sciences
dont ceux qui prétendaient la détruire n'ont pu
arrêter les progrès, et nous espérons qu'elle brillera
encore aussi grande, aussi prospère qu'elle le fut
autrefois. Nous attachons donc la plus grande importance à l'étude de l'histoire et de la géographie :
cette dernière surtout est encore beaucoup trop
négligée, et la jeunesse française entre dans la vie
pratique avec les connaissances géographiques les

plus insuffisantes. Elle ne connaît rien pour ainsi
dire en dehors de son pays, et on ne saurait trop
développer cet enseignement, et lui faire connaître
les productions du sol, l'industrie des habitants des
différentes contrées, et lui donner une idée des
différents climats. Les jeunes gens iront alors où
les obligations de la vie les enverront sans être tourmentés par une crainte exagérée, et prédisposés à la
nostalgie qui en dérive. Nous demandons surtout
que la langue de la patrie commune soit ensei-
gnée partout, et que les habitants des différentes
provinces de la France ne soient plus exposés à
l'isolement que leur crée encore aujourd'hui dans
l'armée, leur ignorance plus ou moins complète et
trop souvent absolue de la langue française.

Nous ne prétendons pas qu'une instruction élevée
créant des désirs et des besoins qu'elle ne peut satisfaire soit donnée aux enfants des classes labo-
rieuses, et des campagnes, et devienne comme cela
s'est vu trop souvent une cause de malheur pour
ceux qui l'auraient reçue; nos désirs sont plus
modestes, et nous serions heureux de voir l'instruction primaire largement répandue dans les
ateliers et dans les campagnes. Mais il est désirable
qu'elle soit dirigée dans un sens plus pratique et
qu'à côté du commerce et de l'industrie on fasse

aussi la part de l'agriculture, afin que les campagnes ne se dépeuplent plus au profit des villes.
Nous savons tous les efforts tentés dans ce sens
par le ministre de l'instruction publique et les
progrès déjà réalisés par l'initiative des municipa-
lités des grandes villes et même par l'initiative
privée. C'est qu'il est bien temps, en effet, que tant
d'enfants soient arrachés à l'ignorance, et l'État
leur doit du reste, suivant l'expression de M. L. Say,
ce premier outil de travail, ce premier levier d'indépendance et de dignité que constitue l'instruction primaire.

Il est aussi très-important que la durée du travail industriel et agricole ne mette pas obstacle
aux efforts qui sont tentés dans ce sens, et l'expérience a déjà montré combien les écoles installées
dans les cantons manufacturiers concourent à l'amélioration morale et physique des classes ouvrières.

On ne pourrait trop s'attacher à développer chez
les enfants des villages le goût de l'agriculture, à
leur montrer combien elle doit être en honneur
chez les peuples civilisés, et qu'elle donne une
somme de bonheur plus grande que celle qu'ils
pourraient trouver dans les centres industriels. Il
faudrait aussi leur apprendre qu'il y a du travail
pour tous et que la terre nourrit ses enfants. Les

jeunes gens les plus instruits ne déserteraient plus
alors les campagnes, et concourraient efficacement
aux progrès de l'agriculture et à la richesse du
pays. Disons à ce sujet qu'il est regrettable que
l'agriculture ne fasse pas partie du programme
des écoles primaires des campagnes. L'agriculture
a de quoi suffire à tous les besoins, et ce serait un
grand bien que de leur prouver qu'ils doivent demander au travail des champs ce que les cités ne
peuvent leur offrir en ces temps de bouleversement
et de troubles. Ils seraient moins tentés alors de
venir dans la ville chercher une fortune après laquelle ils courent si souvent en vain, et les déceptions qu'ils y trouvent ne seraient plus pour eux
une des causes les plus puissantes et les mieux dé-
montrées de la nostalgie. On arrivera certainement
à ce but en répandant le plus possible l'instruction
primaire, qui aussi peu répandue qu'elle l'est aujourd'hui dans les campagnes, est une des causes
principales de l'émigration dans les villes et qui
guérira sûrement ce fléau lorsqu'elle sera uni-
versellement répandue, dirigée en vue des professions agricoles, et qu'elle ne sera plus seulement l'apanage de quelques enfants de chaque
village.

L'étude des langues vivantes doit aussi trouver

une plus large place dans l'instruction, et l'on ne saurait trop encourager ces écoles internationales où les enfants appartenant à des nationalités différentes se créent pour l'avenir des relations aussi utiles au développement de l'industrie et du commerce, que salutaires au point de vue particulier qui nous occupe. Telle est l'école de Bomplitz, en Suisse, où les enfants se destinant au commerce, apprennent simultanément l'anglais, l'allemand, le français et l'italien, et font chaque année sous la conduite de leur maître une excursion dans toute la Suisse. C'est un fait connu de tout le monde que les jeunes enfants ont une aptitude merveilleuse à apprendre à la fois plusieurs langues, et cette étude devrait par conséquent précéder toutes les autres. Les nations se pénètrent de plus en plus, et comme le dit Fonssagrives dans ses entretiens sur l'hygiène, ce qui est encore difficile aujourd'hui deviendra bientôt réalisable.

L'éducation publique est la meilleure, et nous partageons à ce sujet l'opinion de Rousseau, de Bonald et de Mgr Dupanloup : l'enfant y rencontre tous les froissements utiles à la formation du caractère, sa volonté s'assouplit, il s'habitue au milieu dans lequel il doit se mouvoir plus tard, il se fait une idée juste de sa valeur, et les exagérations de

l'amour-propre ou de la modestie se corrigent et
s'atténuent, enfin il est à l'abri de cet énervement
dont le menacent la faiblesse et la tendresse indul-
gente de ses parents. « Les jeux de l'enfant, écrivait Rousseau, doivent toujours être publics et
communs à tous. Car il ne s'agit pas seulement ici
de les occuper, de leur former par des exercices
gymnastiques une constitution robuste, de les
rendre agiles et découplés, mais de les accoutumer
de bonne heure à la règle, à l'égalité, à la fraternité,
aux concurrences, à vivre sous les yeux de leurs
concitoyens et à désirer l'approbation publique.
Nous avons déjà vu combien la douceur de l'éducation au sein de la famille prédispose à la nostalgie, et nous sommes convaincus que l'enfant élevé
dans les pensions et devenu homme souffrira moins
des nouvelles conditions dans lesquelles les hasards
de la vie le placeront, et qu'il supportera avec
plus de résignation les ennuis et les revers qui
l'attendent. Nous croyons aussi que le système de la
demi-pension est le meilleur, il concilie les avantages de l'émulation et de la discipline avec l'éducation morale de la famille, et en Allemagne les parents éloignés des centres d'instruction placent
leurs enfants dans des maisons particulières d'où
ils suivent les cours des établissements publics. En

résumé, il faut faire la guerre à l'ignorance, et
élargir le plus possible les ressources de l'instruction publique, et il nous paraît également très-dési-
rable que les jeunes gens ayant terminé leurs
études complètent leur éducation par des voyages
ainsi que cela a lieu en Angleterre et en Allemagne. Nous n'apprendrons rien de nouveau en
disant que l'hygiène physique est la compagne in-
séparable de l'hygiène morale, et que la gymnastique sous toutes ses formes doit aussi jouer un
grand rôle pour le développement du physique et
le maintien de la santé ; c'est une ressource que
l'on peut utiliser sur une grande échelle, et puisque aujourd'hui tous nos enfants doivent être soldats, l'habitude qu'ils auront contractée de la fatigue leur rendra moins pénible le noviciat militaire, et diminuera ainsi l'aptitude des conscrits à
contracter la nostalgie. La même raison nous fait
aussi désirer que le maniement des armes et les
exercices militaires soient enseignés dans tous les
colléges et les autres établissements d'instruction
publique. Beaucoup sont déjà entrés dans cette voie
et on ne saurait trop les encourager. On a pu voir
tout récemment l'entrain avec lequel les élèves des
lycées de Paris ont manœuvré et les rapides progrès qu'ils ont déjà faits. C'est un moyen pour nous

d'avoir un contingent d'hommes robustes, agiles et habitués à la discipline.

On doit aussi favoriser les concours agricoles, les réunions d'orphéons, les expositions de toutes sortes. Les déplacements qu'ils occasionnent, les relations qu'ils créent entre les habitants de villages éloignés et les différentes provinces, sont une sorte d'apprentissage aux voyages plus considérables, et aux grands déplacements que le service militaire, et les différentes conditions de la vie peuvent occasionner plus tard. Nous n'avons pas cru nous éloigner de notre sujet par les considérations qui précèdent : les causes de la nostalgie remontent en effet jusqu'à la plus tendre enfance, et il nous a paru utile d'indiquer les moyens qui nous paraissent les plus efficaces pour la prévenir.

Nous voici arrivés à l'heure où les jeunes gens doivent concourir à la défense de la patrie et sont appelés par le service militaire qui est la cause principale de la nostalgie. Nous avons vu quelles sont les conditions nouvelles faites au jeune soldat qui arrive sous les drapeaux, et nous avons apprécié les causes qui le prédisposent au mal du pays soit qu'il reste en garnison, soit qu'il fasse campagne. Nous espérons que la loi nouvelle sur le recrutement aura une influence salutaire au point de vue

de la nostalgie. Jusqu'à présent la durée du service était trop longue, et brisant les carrières, né-
cessitait le remplacement. Les jeunes gens des
classes riches pouvaient seuls y avoir recours, et la
conscription n'atteignait que les deshérités. Les
jeunes paysans qui formaient chaque année la plus
grande partie du contingent trouvaient dans cette
obligation du service à laquelle ils ne pouvaient
se soustraire une sorte d'injustice qui devait contribuer chez eux au développement du mal du pays
en leur faisant regretter de le quitter quand ils
voyaient leurs camarades plus favorisés de la fortune, continuer à y vivre en paix. A l'avenir, toutes
les classes de la société seront appelées à se ren-
contrer dans l'armée, le riche y coudoiera le pauvre,
tous les éléments de la société seront confondus
dans son sein, et cette obligation devenue commune
à tous les citoyens exercera, nous n'en doutons pas,
sur la moralisation de l'armée l'influence la plus
salutaire, et fera supporter sans murmures, avec une
résignation calme et forte les dangers, les peines
et les privations inhérentes à l'état militaire. La
durée du service étant aussi diminuée, les soldats
auront la certitude de retourner plus vite dans leur
pays, et supporteront bien plus facilement une séparation qu'ils sauront ne devoir être que de courte

durée. Malheureusement la loi sur l'organisation
de l'armée n'est pas encore votée, et ses disposi-
tions peuvent avoir sur le développement de la
nostalgie des résultats que nous regrettons de ne
pouvoir apprécier. Cependant en nous reportant à
l'exposé des motifs du projet de loi présenté par
M. Thiers et le ministre de la guerre, nous pouvons espérer que les causes les plus certaines de la
nostalgie seront en grande partie évitées Si ce
projet est accepté, nous aurons deux armées : l'armée active et l'armée territoriale. La première
destinée aux grandes opérations sera composée de
ce qu'il y aura de plus jeune, de plus vigoureux
et de plus instruit dans l'art de la guerre, la
seconde destinée au rôle de réserve et à la garde
des places sera composée des hommes moins jeunes
et moins enclins au déplacement. Le recrutement
régional tel qu'il existe en Prusse ne pourrait être
adopté en France, il ne faudrait rien moins que
changer de mœurs, d'habitudes et surtout renoncer
aux plus grandes vues de là révolution de 1789.
Nous aurions en effet, si l'on imitait ce système,
des armées de Bretons, de Provençaux, de Fla-
mands, de Bourguignons c'est-à-dire d'effrayantes
chances de guerres civile dans un pays aussi divisé
et aussi porté à la division que le nôtre. La Révo-

lution a fondé l'unité nationale par l'armée. Elle
décida que tous les Français levés indistinctement
seraient versés dans nos régiments, mêlés avec les
enfants de toutes nos provinces, et que le régiment
réaliserait ainsi l'idéal de l'unité française ; une
considération militaire et une considération morale
achevèrent de justifier cette disposition. Dans nos
populations mêlées ainsi sous les armes, les défauts
se neutralisaient, le sang ardent des uns animait le
sang trop froid des autres, et le calme de ceux-ci se
communiquait à ceux-là. Enfin si un corps devait
être sacrifié tout entier au salut du pays, ce qui
arrive parfois à la guerre, une province n'aurait pas
perdu tout son sang en une seule journée.

Nous avons déjà insisté en étudiant les causes de
la nostalgie sur l'utilité de conserver pour l'armée
active le principe dont nous venons de parler, et
nous ne pouvons que nous féliciter de le voir main-
tenu dans la loi qui se prépare.

La nostalgie n'aura que peu de prise sur l'armée territoriale composée d'anciens militaires ren-
trés au service et habitués au métier des armes, et
des habitants de chaque localité, et formée au
moyen du recrutement régional et destinée à la
défense de ses propres foyers.

Après avoir ainsi exposé le mode de recrute-

ment de l'armée dans ses rapports avec la nostalgie,
nous devons indiquer les conditions morales dans
lesquelles le soldat se trouve dans les différentes
phases de sa carrière militaire et voir quelles modifications on pourrait y apporter dans le but de
prévenir le mal du pays.

En général les soldats sont trop livrés à eux-mêmes, et lorsqu'ils ont fait des exercices fatigants et
monté des gardes d'une monotonie accablante, on
ne s'en occupe plus, et l'oisiveté devient pour eux
une cause accablante de nostalgie. Leur activité
morale s'amoindit, et lorsque l'homme est découragé rien ne lui est plus funeste que l'uniformité
de l'existence, et la vie au jour le jour et sans but
de la garnison. « L'homme dans l'oisiveté, a dit
Zimmermann, est comme une eau stagnante qui n'a
point d'écoulement et qui se corrompt, et l'inaction complète des forces de l'esprit nuit au corps
et à l'âme, et la solitude accable celui qui ne peut
s'occuper ni en lui-même ni avec lui-même. Il suc-
combe au moindre effort, et l'ardeur de son esprit s'éteint dans un morne isolement, dans une
sombre mélancolie [1]. » Dans son travail monotone
sans variété et sans distraction, le soldat s'engour-

---

[1] Zimmermann, *Traité de la solitude.* .

dit, et est amené, trop souvent, à regretter son pays et les affections qu'il y a laissées.

Il est aussi d'une grande importance que les règlements assurent aux militaires le temps et la liberté nécessaires à l'accomplissement des devoirs de leur religion. Un grand progrès, du reste, s'est réalisé à ce sujet dans l'armée, les préjugés sont tombés et la liberté religieuse y est complétement respectée.

Nous avons dit que la nostalgie est moins fréquente dans la marine que dans l'armée, malgré le concours de circonstances qui semblent au premier abord, s'y réunir pour en favoriser le développement. Cela tient à ce que les matelots ne restent pas un instant inoccupés, que leurs exercices sont plus variés que ceux que l'on fait dans les régiments, et que l'instruction est devenue obligatoire à bord des bâtiments et dans les divisions. L'école est considérée comme un exercice, et tous les marins illettrés sont obligés d'y assister. Les résultats obtenus sont déjà des plus encourageants. Nous nous contenterons de citer l'exemple de la frégate la *Bellone*, qui partie de France avec les deux tiers de son équipage complétement illettré revint après deux ans, n'ayant plus à bord qu'un seul homme ne sachant pas lire. La même obligation devrait être imposée à l'armée tout entière ; les instituteurs pris dans son sein, officiers ou autres devraient être encouragés plus qu'ils ne l'ont été jusqu'à présent, et tous les soldats devraient en quittant le service, savoir lire et écrire. Les bibliothèques régimentaires devraient être complétées ou installées où elles font encore défaut, et on ne saurait trop féliciter le ministre de la guerre d'avoir prescrit dans toutes les villes de garnison l'établissement de bibliothèques destinées aux militaires. Il faut enfin s'attacher à faire en sorte qu'en rentrant dans leurs foyers les soldats soient mieux portants, plus instruits, plus éclairés, et qu'ils deviennent les innombrables missionnaires de la civilisation aussi bien dans les ateliers que dans les campagnes.

L'escrime, la gymnastique devraient être aussi encouragées davantage et devenir obligatoires pour tous les soldats, car on ne sait que trop que dans beaucoup de régiments elles ne sont pas appliquées avec assez de persévérance. Les heures passent vite dans des occupations incessantes, et l'émulation qui naît de la conscience de l'accroissement des forces aide à vaincre les tendances et les idées morbides en relevant directement l'énergie morale. Nous en dirons tout autant de la musique,

surtout depuis que la méthode de trois hommes
dévoués à l'amélioration morale et intellectuelle
des masses permet d'arriver à des résultats que
l'expérience a déjà consacrés. La musique peut
être apprise rapidement, elle permet d'occuper
utilement les loisirs du soldat et de le soustraire à
l'influence pernicieuse du désœuvrement. Tous les
exercices que nous venons d'énumérer ont encore
d'autres résultats tout aussi importants ; ils créent
des associations d'abord forcées, mêlent les caractères et suggèrent des associations d'idées nouvelles. La musique surtout est un des meilleurs auxi-
liaires de l'hygiène militaire par les émotions, les
souvenirs et les idées qu'elle réveille.

Nous avons dit également que la nostalgie se
montre de préférence dans les régiments où la
discipline est sévère. Il est évident que dans cette
association aussi factice que forcée qui constitue
un régiment ou un équipage l'autorité a besoin
de toute la plénitude de son prestige et de sa vigueur, mais elle doit être appliquée avec modéra-
tion et équité. La discipline est de nos jours le
levier des armées que n'anime plus le souffle des
passions religieuses. Les soldats et les marins dis-
tinguent vite, écrit Fonssagrives, les charges réel-
les du service de celles que la vanité et le despo-

tisme font peser sur eux ; ils secondent l'officier dans lequel ils reconnaissent de la justice et de la bonté, et n'accordent aux autres que cette soumission inerte et passive qu'ils ne peuvent leur refuser. Le colonel ou le commandant décident du régime moral des hommes placés sous leurs ordres. Si leur autorité est douce et bienveillante, tous ceux à qui ils en délèguent une partie imitent leur exemple ; si au contraire elle est capricieuse et vexatoire, cet esprit se retrouvera en s'aggravant à tous les échelons de la hiérarchie. Chacun exerce alors sur ses subordonnés la compression qu'il endure, et dès lors planent cette contrainte morale et ce malaise universel dont le découragement et la nostalgie sont les fruits les plus habituels.

Les jeunes soldats devraient trouver dans les régiments comme une apparence de famille, cela n'est pas impossible, et ils prendraient alors graduellement goût à leur métier. On ne saurait surtout trop prendre garde à ce qu'ils ne soient pas le jouet de leurs camarades, et il serait bon de les confier à de vieux soldats de leur pays qui pourraient exercer sur eux une surveillance salutaire. C'est un précepte que Brantôme a fort bien indiqué dans les lignes suivantes lorsqu'il dit en parlant des jeunes soldats de son temps « les vieux les

entreprenaient, les prenaient en main, les monda-
nisaient, leur prêtaient leurs habillements, si bien
qu'en peu de temps on ne les eut pas recognens.
Ils étaient curieux de les rendre bien créés et de
ne leur faire boire de honte. »

Enfin les chefs doivent montrer aux hommes
placés sous leurs ordres un intérêt constant et leur
donner le dévouement et la sollicitude à laquelle
ils ont droit, en échange de l'obéissance qu'ils en
exigent. Ils les traiteront avec une dignité douce
et simple, en leur parlant sans hauteur et surtout
sans dédain. Ils s'occuperont des travaux et des souffrances de leurs soldats, vivront surtout plus au
milieu d'eux, les visiteront à l'hôpital, et aideront
puissamment par leurs bonnes paroles, leurs encouragements et leur sympathie à relever leur moral que le séjour à l'hôpital déprime presque
toujours. Nous rapporterons le fait suivant : C'é-
tait pendant l'expédition du Mexique : A bord d'un
grand transport encombré de soldats, un cas de
fièvre jaune se déclare; le médecin fait immédiatement donner au malade une chambre située au
milieu de celles occupées par les officiers. L'un des
passagers, qui avait donné sur les champs de bataille la preuve d'une grande intrépidité, s'étonne
et s'inquiète de ce voisinage, et s'attire de la part

du médecin cette réponse : A bord, les officiers considèrent comme un honneur et un devoir de s'exposer au danger quand ils peuvent l'épargner à l'équipage.

En campagne les causes de nostalgie deviennent naturellement plus fréquentes en même temps qu'elles augmentent d'intensité : Le soldat qui est prêt à verser son sang pour la patrie, a droit en échange du sacrifice qu'elle lui demande, à ce que ses chefs assurent autant que possible les conditions matérielles et morales de son bien-être, et souvent en France, la continuité de ses efforts et de ses fatigues n'a pas été atténuée par les précautions qu'on aurait dû prendre, et nous ne savons que trop combien pendant la dernière guerre les services administratifs ont été mal assurés. Enfin il est incontestable que le moral du soldat doit être soutenu dans les épreuves de la guerre si l'on veut qu'il se maintienne au niveau de situations sans cesse traversées par l'imprévu. Les chefs doivent partager ses privations, et l'encourager de leur exemple. Michel Lévy l'a dit avec une raison et une autorité que l'on ne peut méconnaître, il n'y a de puissant et d'utile en campagne que l'hygiène. Malheureusement les médecins militaires sont obligés de s'effacer devant l'intendant : Il y a long-

12

temps qu'ils demandent à être affranchis de cette
tutelle funeste et à diriger sous leur responsabilité
les hôpitaux et les ambulances établis dans les
camps. Le soldat devrait pouvoir compter sur des
soins assidus et intelligents, et en présence des
dangers incessants qu'il est appelé à courir, avoir
la faculté, dans les limites du possible, de recourir
aux secours de la religion, et dans son éloignement douloureux de son pays et de sa famille, on
ne saurait lui refuser cette consolation à ces blessures de l'âme qui ont un si inévitable retentissement sur la santé. Le soldat assuré ainsi de trouver au milieu de ses périls les secours de la médecine et de la religion se battra mieux, regrettera
moins d'avoir quitté sa famille, et mourra, s'il le
faut, en brave et en chrétien, consolé par les priè-
res qui ont bercé son enfance.

Pendant les longues campagnes que nous avons
faites, nous avons été frappé du soin que les commandants prenaient de leurs équipages, et des attentions qu'ils avaient pour les malades. C'est un
hommage que nous sommes heureux de rendre aux
officiers distingués sous lesquels nous avons servi,
et qui nous ont toujours facilité la tâche quelquefois bien pénible que nous avions à remplir. Le
temps n'a pas effacé le souvenir de leur bienveil-

lance, et c'est pour nous un devoir d'en affirmer
ici le témoignage. Les distractions sont presque
toujours encouragées à bord des bâtiments, et les
sages conseils d'Anson, de Cook, de Bougainville et
de Franklin ont trouvé des imitateurs, et on peut
dire qu'en général les commandants se montrent
soucieux de soustraire leurs équipages aux ravages
de l'ennui et de la nostalgie qu'il produit si souvent. Rien ne saurait remplacer la gaieté à bord
d'un navire. L'ordre n'y perd rien, l'obéissance est
empressée et pleine d'entrain, et la santé s'en res-
sent. « La gaieté du matelot est le meilleur éloge
de l'officier qui le commande, dit Fonssagrives, et
un bâtiment où on ne chante pas, nous a toujours
fait suspecter le régime moral auquel il est soumis [1]. »

L'escrime, la musique, la danse sont des distractions dont on peut tirer parti à bord des bâtiments, et elles y sont enseignées : les exercices ont
en effet leur charme commémoratif et amènent ces
réminiscences du pays, qui sagement contenues
ont tant de puissance sur la disposition du moral,
et sont le meilleur préservatif de la nostalgie.

Pendant la campagne de Chine, à bord du *For-*

---

[1] Fonssagrives, *Traité d'hygiène navale.*

bin, dont l'équipage était entièrement composé de Bretons, les grandes manœuvres se faisaient au son du biniou national, et ces airs chéris dont les matelots suivaient la cadence leur faisaient accomplir avec une joyeuse ardeur les travaux les plus fatigants.

C'est dans les stations isolées et dans les colonies que les commandants doivent essayer par tous les moyens de distraire les équipages et les garnisons de l'influence énervante du climat et des dangers de l'isolement. Ils s'efforceront de chercher tous les moyens de mettre ces exilés du devoir en relations fréquentes avec la mère patrie, car leurs services obscurs ignorés ou si vite oubliés ont besoin d'être encouragés par des relations incessantes avec leurs familles. Ceux-là seuls qui ont ressenti les rigueurs d'un isolement prolongé et les tortures de l'absence peuvent comprendre ce que l'arrivée du courrier apporte avec lui de consolation et d'ineffables jouissances. C'est par lui que l'on oublie en un instant les privations et les souffrances de tant de mauvais jours. C'est enfin le lien qui vous rattache au sol natal, c'est l'existence renouée à celle des êtres qui nous sont les plus chers. En Cochinchine, nous recevions le courrier deux fois par mois, et ce fut pendant longtemps à Tourane notre seule distraction. Comme on comptait les jours! Avec quelle attention on interrogeait le mât de signaux qui annonçait son arrivée, et que les lettres étaient les bien-venues! Elles trompaient pour nous les rigueurs de l'éloignement : on s'arrachait les journaux, et le temps dont nous accusions la lenteur s'écoulait rapidement dans ces lectures où nous retrouvions à la fois le souvenir de la famille et celui de la patrie.

Qu'on nous permette de placer ici un souvenir tout personnel. Nous faisions partie de l'expédition commandée par l'amiral Rigault de Genouilly, en Cochinchine, et pendant qu'avec une poignée d'hommes, nous luttions sans cesse à Tourane et à Saïgon contre les troupes les plus aguerries de l'empire d'Annam, de nombreuses maladies vinrent atteindre le corps expéditionnaire. Le choléra, la dysenterie, les fièvres pernicieuses ne nous laissaient aucun répit, et chaque jour de nouvelles tombes se creusaient dans le camp. C'était en 1859, à l'époque de la guerre d'Italie, et nous étions, comme on le conçoit sans peine, bien impatients de recevoir des nouvelles de ce qui se passait en Europe. Un courrier vint à manquer, et le désappointement fut immense. Nous étions tout à fait

oubliés : jetés en enfants perdus, au nombre de
deux à trois mille, aux limites de l'extrême Orient,
on nous laissait livrés à nos propres ressources, et
personne parmi nous ne pouvait prévoir quand on
songerait à nous envoyer du renfort ou à nous
remplacer. Les hommes étaient découragés, et
l'ennui se peignait sur tous les visages. L'amiral
était partout, partageait toutes nos privations et
encourageait les soldats de sa présence et de son
exemple. Tous les jours il se rendait avec ses aides
de camp à l'ambulance, et savait trouver pour chaque malade des paroles paternelles et consolantes.
Il écoutait avec bienveillance le récit de leurs souffrances, prêtait une oreille attentive aux explications qu'il nous demandait sur leur état, et s'effor-
çait de leur procurer tout ce qui leur faisait défaut. Ces visites auxquelles les malades s'étaient
accoutumés produisaient sur eux l'effet le plus salutaire, aussi bien que sur les troupes qui en étaient
témoins. On s'appliqua aussi à chercher des distractions et l'on installa un théâtre avec les débris
des troupes des bâtiments que les combats et les
maladies avaient épargnés. Nous n'oublierons jamais l'aspect du camp lorsque la première repré-
sentation si impatiemment attendue fut enfin an-
noncée. Tous ceux qui l'avaient pu étaient accou-

rus ; la joie fit place à la tristesse qui oppressait
tout le monde, et la gaieté reparut.

C'est dans l'ensemble des moyens que nous venons d'indiquer que résulte pour les armées la prophylaxie de la nostalgie ; voyons maintenant ce
qu'il convient de faire quand elle se produit, et que
le médecin doit intervenir directement.

Nous n'avons que peu de chose à dire du traitement de la nostalgie : il ressort suffisamment
des explications que nous avons données en indi-
quant la nature de cette affection, que le traitement qui lui convient doit être purement moral.
« Curatio ex auxiliis moralibus solum est repe-
tenda, auxilia chirurgica et pharmaceutica saltem
inutilia sunt [1], » a dit Sauvages, et c'est avec raison. Il faut que le médecin s'empare de l'imagination du malade pour tenter de la détourner du
sentiment qui l'a subjuguée. L'homme qui souffre
ne veut pas être heurté; c'est en compatissant à
ses peines qu'on parviendra à le consoler et à captiver sa confiance. Le médecin veillera d'abord et
par-dessus tout à ce que le nostalgique ne soit pas
tracassé par ses camarades, et combattra avec douceur sa tendance à la solitude. Il aura recours à

---

[1] Sauvages, *Nosol. meth.*, t. II.

cette bienveillance et à cette douceur qui sont les conditions du succès, en s'efforçant de faire rentrer dans son cœur le repos avec l'espoir d'un prochain retour dans ses foyers si regrettés. C'est le cas d'employer cette éloquence persuasive qui a tant d'empire sur l'âme et qui sait si bien l'ouvrir à l'espérance. Loin de blâmer ses pleurs, il doit s'attendrir avec le malheureux nostalgique. Il faut bien se garder de lui dire que c'est une faiblesse que cet irrésistible désir, que cet impérieux besoin qu'il éprouve de revoir son pays natal. Ce sentiment est involontaire, et il y aurait autant d'injustice que d'inhumanité à verser le ridicule et la honte sur un malade atteint de nostalgie.

Au lieu d'éloigner de la pensée du malade les souvenirs de la famille, il faut lui parler sans cesse des objets qu'il aime, afin d'affaiblir l'impression qu'ils ont faite. Il faut se mettre à sa portée, l'écouter avec intérêt, essuyer ses larmes, rendre le courage à son esprit abattu, entrer enfin dans la confidence de ses peines pour l'aider à les supporter. Quelques paroles dites avec douceur, toujours avec bienveillance et autorité, commanderont sa confiance et pourront amener par la réflexion un changement dans ses idées.

Si l'on parvenait à diminuer l'impression que

les souvenirs de son pays natal ont laissée dans
l'esprit du malade, il faut profiter du premier moment de rémission pour faire naître des sentiments
nouveaux et opposés, et développer si c'est possible une passion nouvelle. On montrera au nostalgique la carrière qu'il doit parcourir toute brillante d'honneurs, de gloire, de fortune. Les exemples ne manqueront pas pour appuyer et rendre
vraisemblable cette nouvelle idée que les malades
caresseront d'abord, et qui finira peut-être par maîtriser leur âme tout entière; mais on ne saurait
apporter trop de réserve, et le médecin ne peut
remplir sa tâche convenablement qu'en puisant
dans son cœur les inspirations qui doivent le gui-
der. « Le médecin doit, comme l'a si bien dit Alibert, s'introduire dans le cœur humain pour y voir
les désirs, les besoins, les sollicitudes, les chagrins,
les attachements et les espérances, pour y agir sur
les sensations et les idées, pour examiner enfin ce
que peuvent sur l'économie animale tous les genres de sentiment et de pensée [1]. »

Lorsqu'on verra l'impossibilité d'affaiblir et d'é-
loigner l'idée dominante du nostalgique, on ne lui
parlera plus au contraire que de ses parents, et on

[1] Alibert, *Physiol. des passions.*

lui assurera que son retour au pays est prochain. Nous avons vu que la nostalgie a souvent pour cause l'isolement que crée l'ignorance de la langue commune, et nous avons cité l'histoire de bien des infortunés dont la nostalgie n'avait pas d'autre cause.

La captivité en est aussi une cause très-fréquente, parce que les prisonniers et les malades sont dans l'impossibilité de faire part de leurs souffrances. Il suffit quelquefois d'entendre la langue paternelle pour être guéri de la nostalgie, et nous pourrions en rapporter de nombreux exemples. Nous nous bornerons à rapporter, d'après Laurent et Percy, que lorsque les Bretons étaient au camp de Montreuil et en proie à la nostalgie, Gilbert, leur médecin, s'entretenait souvent avec eux dans la langue de l'Armorique, et faisait passer dans leur cœur une confiance qui hâtait leur convalescence, et en quittant l'hôpital, la plupart retournaient au régiment sans vouloir profiter du congé qu'on leur avait promis.

Esquirol, s'apercevant que tous les Bretons placés dans une des salles de la Salpêtrière présentaient des symptômes plus graves que les malades couchés dans les autres salles de cet hôpital, reconnut qu'ils étaient atteints de nostalgie. Il fit placer dans cette salle des étudiants bretons et les invita

à causer avec les malades dans leur langue natale ;
il n'en fallut pas davantage, et leur tristesse disparut comme par enchantement.

Pendant le siége de Paris, on amena un jour à
la visite un jeune soldat du 154ᵉ régiment de ligne. C'était un paysan du Finistère, et personne
ne pouvait le comprendre. On avait seulement remarqué que depuis quelques jours il ne mangeait
pas sa ration, qu'il maigrissait et s'affaiblissait à
vue d'œil. Le médecin, persuadé qu'il présentait
les symptômes du début de la fièvre typhoïde à
cause de l'état de dépression dans lequel il le
voyait, l'avait dirigé sur l'ambulance. Après deux
ou trois jours d'observation il fut évident que ce
malade était nostalgique. Ayant pris des informations sur le lieu de sa naissance et sachant qu'il
était du Finistère, M. le docteur Jacolot lui fit
entendre la langue maternelle. « Je n'ai jamais assisté, nous écrit notre excellent ami, à une trans-
figuration pareille à celle dont je fus témoin. La
physionomie de mon malade s'est épanouie ; il m'a
regardé d'un œil ébahi comme s'il sortait d'un
mauvais rêve ; deux grosses larmes ont coulé de ses
yeux. Il m'a regardé avec attendrissement, et
après avoir sangloté, il a pu causer avec moi. Deux
fois par jour j'allais le voir, l'entretenir de son

pays, lui parler de sa famille, et au bout de huit jours, ayant repris ses forces et sa gaieté, il retourna au régiment et devint un bon soldat, d'un caractère doux et docile, et se montra infatigable [1].

« Que de fois, dans mes campagnes, nous a dit notre distingué confrère, j'ai relevé le moral abattu de jeunes Bretons en leur parlant la langue du pays; une courte conversation produisait plus d'effet que tout l'arsenal thérapeutique. »

Des faits analogues à celui que nous venons de rapporter se sont produits pour ainsi dire dans toutes les ambulances qui ont reçu des Bretons pendant le siége de Paris. Beaucoup de médecins ont pensé qu'en les rapprochant dans les salles on obtiendrait une amélioration dans leur état. On a réussi parfois, mais le plus souvent on est obligé d'avouer que ces tentatives ont échoué. M. le docteur Loiseau [2] s'est bien trouvé du rapprochement, et il a rapporté à la Société médico psychologique qu'il a assisté à une véritable résurrection chez un jeune mobile qui, à la suite d'une broncho pneumonie intense, était tombé dans un état de stupeur mélancolique profonde et qui refusait de se nourrir. Il fit venir un aumônier parlant parfaitement la

[1] Communiqué par le Dr Jacolot.
[2] *Annales medico-psycholog.* mai, 1871.

langue bretonne, et le mit en rapport avec son malade, qui se releva comme par enchantement.
M. Brochin, au Luxembourg, MM. Mottet et Gensolé
ont constaté les mêmes faits, nous en avons vu
nous-même, et l'on ne saurait trop dire quels services a rendus pendant le siége la Société Bretonne,
et le nombre des victimes qu'elle a arrachées à la
mort.

Lorsque tous les moyens ont échoué, et que l'on
ne peut renvoyer le nostalgique dans son pays, soit
parce que l'éloignement est trop grand, soit à cause
de la nature des accidents qui compliquent sa maladie, soit enfin parce qu'il est renfermé dans une
ville assiégée, le médecin doit s'attacher à faire
croire au malade que son retour est possible, que
les difficultés n'existent pas pour lui, et qu'il est
certain de lui faire obtenir ce qu'il désire si ardem-
ment. Une amélioration certaine est la conséquence
de cette supercherie, et l'on peut même arriver à
rendre la santé au nostalgique en le trompant toujours. Laurent et Percy[1] racontent que pendant le
blocus de Mayence les médecins firent annoncer
aux soldats que le typhus et la nostalgie décimaient,
qu'on pourrait leur donner des congés, et que le

---

[1] Laurent et Percy, *Dict. des sciences méd.*

général en chef avait obtenu des assiégeants un libre passage pour tous les convalescents. Cet espoir d'un prompt retour dans leur famille ranima le courage d'un grand nombre de ces malheureux, dont beaucoup se rétablirent.

Nous pouvons dire que pendant la dernière guerre, c'est Ed. About qui le raconte, les Prussiens offrirent aux parents des défenseurs de Phalsbourg de communiquer à certains jours, sous le drapeau parlementaire, avec leurs fils et leurs maris. Le commandant de place, mû par un sentiment qui l'honore, permit à quelques officiers et soldats de la garde mobile de courir à ces rendez-vous où ils pouvaient embrasser leur famille sous la surveillance de l'ennemi. Ces émotions, loin d'amollir le courage de nos hommes, l'exaltaient, et chacun rentrait dans la place plus résolu à faire son devoir jusqu'au bout, et aucun cas de nostalgie ne se manifesta dans la garnison.

Quelquefois un innocent mensonge peut devenir nécessaire et amener des résultats très-heureux. Merseray guérit un moine employé dans un hôpital militaire en lui faisant lire une lettre supposée de son supérieur qui lui permettait de retourner dans son couvent.

Reynal a rapporté l'observation d'un jeune

homme qui, ayant embrassé la carrière de la marine malgré ses parents, éprouva bientôt de justes regrets de leur avoir désobéi, et ne put s'empêcher de sentir la perte qu'il avait faite par sa faute. Il voulut se donner la mort, et sollicita du médecin une dose d'arsenic. Comme il était aussi opiniâtre dans ses demandes que dans sa coupable résolution, le médecin feignit de se rendre à son importunité et lui donna trois grains d'émétique. Le jeune marin se crut perdu dès qu'il les eut pris, manifesta le plus vif regret de s'être abandonné au désespoir et réclama les soins du médecin, qui le consola bientôt en lui avouant qu'il lui avait donné de l'émétique dont l'effet ne pouvait être dangereux. Il se rétablit promptement, se livra avec ardeur à un travail qu'il trouvait auparavant au-dessus de ses forces, et grâce à cet innocent stratagème, recouvra une santé qui ne s'est plus altérée.

Il ne faut pas oublier que l'oisiveté et l'inaction sont souvent dangereuses dans les hôpitaux. Il faut donc occuper et distraire les malades qui s'y trouvent réunis. A Mayence, en 1813, pendant le siége dont nous avons déjà parlé, un chirurgien visitait plusieurs fois par jour les malades, les forçait à relever la paille qui leur servait de lit, et empêchait les jeunes soldats de se livrer à un repos qui eût iné-

vitablement achevé d'anéantir le peu de force qui
leur restait. On avait établi des jeux pour les plus
faibles, et dès qu'ils pouvaient marcher un peu,
on les contraignait d'aller en plein air, et sous
l'influence des rayons du soleil, chercher un réta-
blissement qui arrivait bien plus vite que si on les
eût laissés plongés dans l'inaction.

On doit enfin s'attacher à rendre le séjour dans les
hôpitaux le moins ennuyeux possible, en y établis-
sant des jeux, et en obligeant les malades que leurs
infirmités ne retiennent pas au lit d'y prendre part,
et de faire aussi une salutaire diversion à leur douleur et aux images tristes qui se présentent en foule
à leur esprit et qui sont inséparables des lieux mêmes
où ils se trouvent et des objets qu'ils renferment.

Telle sont les règles du traitement moral de la
nostalgie. Elles ne sont pas absolues, c'est sous
mille formes diverses en rapport avec les données
d'une saine observation médicale qu'elles doivent
être appliquées, et c'est au médecin à apporter à la
poursuite de son but toutes les ressources de son
cœur et de son intelligence.

Que dire des traitements pharmaceutiques? Il
serait bien inutile d'accabler de remèdes le malheureux nostalgique, et on doit mettre la plus
grande réserve dans l'emploi de médicaments qui

pourraient aggraver les symptômes au lieu de les
calmer. Cependant il ne faut pas se priver absolument des ressources de la thérapeutique. Une bonne
hygiène, de l'exercice, des ferrugineux pourront
être employés pour donner du ton au système
nerveux déprimé, et c'est dans ce but que Delasiauve a proposé de recourir à l'hydrothérapie.
Ces différents moyens pourront certainement venir
en aide au traitement moral, mais il faut s'avouer
que tous échoueront sans celui-ci.

Nous avons terminé l'exposé des indications à
remplir dans le traitement de la nostalgie : c'est
par la persuasion surtout qu'il faut agir ; disons
seulement que la mission du médecin lorsque
tous ses efforts pour guérir son malade sont restés
inutiles, est encore de le consoler et de le plaindre.

A. BENOIST DE LA GRANDIÈRE.

Paris, 1873.

TABLE DES MATIÈRES

PARIS. — IMP. SIMON RAÇON ET COMP., RUE D'ERFURTH, 1.

Agenda-Annuaire, ou guide pratique de l'étudiant en médecine. Première année. 1 vol. in-32. 1873. . . . . 2 fr.

Agenda-Formulaire des médecins-praticiens, publié sous la direction de M. le docteur Bossu, paraissant tous les ans, du 1er au 10 décembre, 1 vol. in-18 de 400 pages, broché. . . . . 1 fr. 75 Reliures depuis 5 fr. jusqu'à 9 fr.

ALLING. De l'absorption par la muqueuse vésico-uréthrale.. In-8. 1871. Prix . . . . 1 fr. 50

Almanach général de médecine et de pharmacie, pour la France, l'Algérie et les colonies, publié par l'administration de *l'Union médicale,* paraissant tous les ans du 1er au 10 décembre. 1 vol. in-12 d'environ 600 pages. . . . . 4 fr.

AMANIEU. Vertiges, siège et causes. In-8. 1871. . . . . . 1 fr. 50

ANGER (B.). Pansements des plaies chirurgicales. In-8 de 250 pages, 1872. Prix . . . . 3 fr. 50

ANNER. Études des causes de la mortalité excessive des enfants pendant la première année de leur existence, et des moyens de la restreindre; recherches sur l'infanticide. 1 v. in-12. 1872. 2 fr. 50

ANNER. Guide des mères et des nouveau-nés. Ouvrage couronné par la Société protectrice de l'enfance de Paris en séance publique du 23 janvier 1870. 1 vol. in-18 de 200 pages. . . . . 2 fr.

ARMAINGAUD. Pneumonies et fièvres intermittentes pneumoniques. In-8 de 40 pages, et tracés thermographiques. 1872. . . . . 2 fr.

AUDHOUI. Pathologie générale de l'empoisonnement par l'alcool. In-8 de 131 pages. Paris, 1868. . . . . 2 fr.

AZÉMA. De l'ulcère de Mozambique, suivi d'un rapport lu à la Société de chirurgie de Paris, par M. Aug. CULLERIER, chirurgien de l'hôpital du Midi. In-8 de 87 pages. Paris, 1863. . . . . 2 fr.

ENVOI FRANCO PAR LA POSTE, CONTRE UN MANDAT.

BACCELLI, professeur de clinique médicale à l'Université de Rome. **Leçons cliniques sur la Perniciosité**, précédées d'une lettre du professeur Teissier (de Lyon), traduites de l'italien par L. Jullien, interne des hôpitaux de Lyon, in-8. 1872 . . . . 2 fr.

BACCELLI. **Leçons de clinique médicale**, 2ᵉ fascicule : de l'empyème vrai; de la fièvre subcontinue, traduites de l'italien par L. Jullien, interne des hôpitaux de Lyon. 1872 . . . . 2 fr.

BARQUISSEAU. **De l'éclampsie puerpérale.** In-8. 1872. . . . 2 fr.

BARTHAREZ. **Du traitement des hémorrhagies de matrice par le sulfate de quinine.** In-8 de 42 pages. 1872. . . . . 1 fr. 50

BASSAGET. **Le matérialisme et le vitalisme en médecine,** étude comparée. In-8. 1872. . . . . 2 fr.

BAUCHET, chirurgien des hôpitaux de Paris. **Des lésions traumatiques de l'encéphale.** Paris, 1860. In-8 de 200 pages. . . . . . . 3 fr.

BAUCHET. **Du panaris et des inflammations de la main.** Paris, 1859. 1 vol. in-8. 2ᵉ édition, revue et augmentée. . . . . 3 fr. 50

BAZIN, médecin de l'hôpital Saint-Louis, etc. **Leçons sur la scrofule.** considérée en elle-même et dans ses rapports avec la syphilis, la dartre et l'arthritis. 1 vol. in-8. 2ᵉ édition, revue et considérablement augmentée. Paris, 1861. . . . . 7 fr. 50

BAZIN. **Leçons théoriques et cliniques sur les affections cutanées parasitaires,** professées à l'hôpital Saint-Louis, rédigées et publiées par Pouquet, revues et approuvées par le professeur. 2ᵉ édition, revue et augmentée. 1 vol. in-8 orné de 5 planches sur acier. 1862. . . 5 fr.

BAZIN. **Leçons théoriques et cliniques sur les affections cutanées de nature arthritique et dartreuse,** considérées en elles-mêmes et dans leurs rapports avec les éruptions scrofuleuses, parasitaires et syphilitiques, professées à l'hôpital Saint-Louis par le docteur Bazin, rédigées et publiées par le docteur Jules Besnier, revues et approuvées par le professeur. 2ᵉ édition, considérablement augmentée. 1868. 1 vol. in-8. Prix. . . . . 7 fr.

BAZIN. **Leçons théoriques et cliniques sur les affections cutanées artificielles et sur la lèpre, les diathèses, le purpura, les difformités de la peau,** etc., professées à l'hôpital Saint-Louis par le docteur Bazin, recueillies et publiées par le docteur Guérard, revues et approuvées par le professeur. Paris, 1862. 1 vol. in-8. . . . . 6 fr.

BAZIN. **Leçons sur les affections génériques de la peau,** professées à l'hôpital Saint-Louis par le docteur Bazin, recueillies et publiées par les docteurs Baudot et Guérard, revues et approuvées par le professeur. Paris, 1862 et 1865. 2 vol. in-8. . . . . 11 fr.
. . Le tome II se vend séparément. . . . . 6 fr.

BAZIN. **Examen critique de la divergence des opinions actuelles en pathologie cutanée**, leçons professées à l'hôpital Saint-Louis par le docteur BAZIN, rédigées et publiées par le docteur LANGRONNE, revues et approuvées par le professeur. 1 vol. in-8. Paris, 1866. . . . , 5 fr. 50

BAZIN. **Leçons théoriques et cliniques sur la syphilis et les syphilides**, professées à l'hôpital Saint-Louis par le docteur BAZIN, publiées par le docteur DUBUC, revues et approuvées par le professeur. 2ᵉ édition considérablement augmentée. 1 vol. in-8 accompagné de 4 magnifiques planches sur acier, figures coloriées. 1866. . . . . 10 fr.

Sépia. . . . . 8 fr.

BAZIN. **Leçons sur le traitement des maladies chroniques en général, et des affections de la peau en particulier, par l'emploi comparé des eaux minérales, de l'hydrothérapie et des moyens pharmaceutiques**, professées à l'hôpital Saint-Louis par le docteur BAZIN, rédigées et publiées par E. MAUREL, interne des hôpitaux, revues par le professeur. 1 vol. in-8 de 480 pages. 1870. Prix : broché, 7 fr.; cartonné en toile. . . . . 8 fr.

BELINA (DE). **De la transfusion du sang défibriné, nouveau procédé pratique.** In-8 de 66 pages. . . . . 2 fr.

BELLOC. **De l'ophthalmie glaucomateuse**, son origine et ses divers modes de traitement. In-8 de 138 pages. Paris, 1867. . . . . 3 fr.

BENNI. **Recherches sur quelques points de la gangrène spontanée** (accidents inopexiques et endartérite hypertrophique). In-8 de 140 pages. Paris, 1867. . . . . 2 fr. 50

BÉRENGER-FERAUD. **Traité de l'immobilisation directe des fragments osseux dans les fractures.** 1 vol. in-8 de 768 pages, avec 102 figures dans le texte. 1870. . . . . 10 fr.

— **Traité des fractures non consolidées ou pseudarthroses.** 1 vol. in-8 de 700 pages, avec 102 figures dans le texte. 1871. . . . . 10 fr.

BERGEON. **Recherches sur la physiologie médicale de la respiration** à l'aide d'un nouvel appareil enregistreur, l'anapnographe (spiromètre écrivant). 1ᵉʳ fascicule : **Description de l'anapnographe, ses applications. Considérations générales sur les voies respiratoires. Rôle de la glande lacrymale dans la respiration.** In-8 de 100 pages avec figures intercalées dans le texte. 1869. . . . . 3 fr.

BERGERON (G.). **Des caractères généraux des affections catarrhales aiguës.** In-8 de 73 pages. 1872. . . . . 2 fr.

BERGERON (GEORGES). **Recherches sur la pneumonie des vieillards** (pneumonie lobaire aiguë). In-8 de 80 pages et 1 tableau. Paris, 1866. Prix. . . . . 2 fr. 50

BERTIN, professeur agrégé à la Faculté de médecine de Montpellier. De la ménopause, considérée principalement au point de vue de l'hygiène. In-8 de 179 pages. Paris, 1866. . . . . 5 fr.

BERTIN. Étude clinique de l'emploi et des effets du bain d'air comprimé dans le traitement des maladies de poitrine, etc. 2ᵉ édition. 1 vol. in-8 de 741 pages, et 1 planche. 1868. . . . . . 7 fr. 50

BERTIN. Étude critique de l'embolie dans les vaisseaux veineux et artériels. 1 vol. in-8 de 492 pages. 1869. . . . . 8 fr.

BÈS. De l'érythème noueux dans certaines maladies. In-8 de 80 pages. 1872. Prix. . . . . 2 fr.

BESNIER (JULES). Recherches sur la nosographie et le traitement du choléra épidémique, considéré dans ses formes et ses accidents secondaires (épidémies de 1865 et 1866). In-8 de 192 pages, avec figures intercalées dans le texte. Paris, 1867. . . . . 5 fr. 50

BEVERLEY. De la thrombose cardiaque dans la diphthérie. In-8 de 113 pages. 1872. . . . . 2 fr. 50

BEYRAN. Leçons sur les maladies des voies urinaires. In-8 de 35 pages. Paris, 1866. . . . . 1 fr. 25

BIDLOT. Études sur les diverses espèces de phthisie pulmonaire et sur le traitement applicable à chacune d'elles. 1 vol. in-8 de 255 pages. Paris, 1868. . . . . 4 fr.

BILHAUT. Étude sur la température dans la phthisie pulmonaire. In-8 de 51 pages et 4 planches. 1872. . . . . 1 fr. 75

BLANC. Étude sur le cancer primitif du larynx. In-8 de 92 pages et 1 planche. 1871. . . . . 2 fr. 50

BLAQUART. Étude critique sur la digitaline au point de vue chimique et physiologique. In-8 de 94 pages. 1872. . . . . 2 fr.

BŒHM. De la thérapeutique de l'œil, au moyen de la lumière colorée, traduit de l'allemand par KLEIN, traducteur de l'Optique physiologique de HELMHOLTZ, avec 2 planches coloriées. 1 vol in-8. 1871. 4 fr.

BOILLET (CH.). Du matérialisme contemporain et de son remède In-8. 1872. . . . . 60 cent.

BOILLET. Malades et médecins. 1 vol. in-12. . . . . 1 fr. 50

BOILLET. Les instincts des malades peuvent-ils servir à leur guérison? In-12. 1 fr. 25

BONNET. La truffe. Étude sur les truffes comestibles au point de vue botanique, entomologique, forestier et commercial. Grand in-8 de 14 pages. 1869. . . . . 3 fr. 50

BOREL. Optique pathologique. Des lunettes après l'opération de la cataracte. In-8. 1872. . . . . 1 fr.

BOSSU. **Anthropologie,** étude des organes, des fonctions et des maladies de l'homme et de la femme, contenant l'anatomie, la physiologie, l'hygiène, la pathologie, la thérapeutique et les principales notions de médecine légale. 2 forts vol. in-8 compactes, accompagnés d'un atlas de 20 planches d'anatomie gravées sur acier. *Sixième édition,* revue, corrigée et augmentée. Avec figures noires. 1870. . . . . 15 fr.
Avec figures coloriées. . . . . 21 fr.

BOSSU. **Traité des plantes médicinales indigènes,** précédé d'un Cours de botanique. 3ᵉ édit. 1 vol. in-8 et atlas. Avec fig. noires. 1872. 13 fr.
Avec figures coloriées. . . . . 22 fr.

BOURDIN. **Médecine et matérialisme.** In-18 de 16 pages. . . 50 c.

BOURGEOIS. **De la congestion pulmonaire simple.** In-8 de 92 p. 2 fr.

BOURGOIN. **De l'alimentation des enfants et des adultes dans une ville assiégée,** et en particulier de la viande de cheval. In-8. 1 fr.

BOURGOIN. **Du blé, sa valeur alimentaire en temps de siége et de disette.** In-8. . . . . 75 c.

BOURNEVILLE. **Études cliniques et thermométriques sur les maladies du système nerveux.** 1 vol. in-8, accompagné de 40 figures dans le texte. 1872. 1ᵉʳ et 2ᵉ fascicules. Prix de chacun. . . . . 5 fr. 50

BOURNEVILLE. **De l'antagonisme de la fève de Calabar et de l'atropine.** In-8. . . . . 75 c.

BOURNEVILLE et GUÉRARD. **De la sclérose en plaques disséminées.** 1 vol. in-8 de 240 pages avec 10 figures et une planche coloriée. 1869. Prix. . . . . 4 fr.

BOURNEVILLE et VOULET. **De la contracture hystérique permanente.** In-8 de 107 pages. 1872. . . . . 2 fr. 50

BOUSSEAU. **Des rétinites secondaires ou symptomatiques.** 1 vol. in-8 avec 4 planches en chromolithographie. 1868. . . . . 5 fr.

BOYER (Jules). **Guérison de la phthisie pulmonaire et de la bronchite chronique à l'aide d'un traitement nouveau.** *Neuvième édition.* In-8 de 136 pages. 1870. . . . . 1 fr. 50

BRÉBANT. **Le charbon,** ou fermentation bactéridienne chez l'homme, physiologie pathologique et thérapeutique rationnelle. In-8 de 140 pages. 1870. . . . . 2 fr.

BRÉBANT. **Choléra épidémique,** considéré comme affection morbide personnelle, physiologie pathologique et thérapeutique rationnelle. 1 vol. in-8. 1868 . . . . 5 fr.

BRINTON (W.). **Traité des maladies de l'estomac.** Ouvrage traduit par le docteur A. Riant, précédé d'une Introduction par M. le professeur Ch. Lasègue 1 vol. in-8 de 520 pages, avec figures dans le texte. 1870 Prix du volume cartonné en toile. . . . . 7 fr.

BRUC (DE). **Formulaire médical des familles.** 2ᵉ édition. 1 vol. in-12 de 595 pages. 1872. 5 fr.

BRUC (DE). **Guérison du cancer.** Découverte d'un traitement spécifique. In-8. 1872. . . . . 2 fr.

BRUNELLI, professeur libre d'électrothérapie. **Album illustré, représentant la topographie névro-musculaire, ou les points d'élection pour la pratique de la thérapie galvano-faradique.** 1872. 15 fr.

BURILL. **De l'ivrognerie et des moyens de la combattre.** In-8 de 88 pages. 1872. . . . . 2 fr.

BUYS (LÉOPOLD). **Traitement des kystes de l'ovaire, du pyothorax, de l'hydrothorax, des plaies, etc., par la compression et l'aspiration continues ; procédés et appareils nouveaux.** 1 vol. in-8, avec 3 grandes planches lithographiées et coloriées. 1871. . . . . . 3 fr.

CAÏZERGUES. **Les microzymas ; ce qu'il faut en penser.** In-8 de 84 pages et 5 planches. 1871. . . . . 3 fr. 50

CAMPOS BAUTISTA. **De la galvanocaustique chimique comme moyen de traitement des rétrécissements de l'urèthre.** In-4 de 162 pages avec figures dans le texte. 1870. . . . . 3 fr. 50

CARLET. **Du rôle des sciences accessoires et en particulier des sciences exactes en médecine.** In-8 de 63 pages. 1872. . . . . . . 2 fr.

CARRIÈRE. **De la tumeur hydatique alvéolaire** (tumeur à échinocoques multiloculaire). In-8 de 190 pages, avec 1 planche en chromolithographie. Paris, 1868. 3 fr. 50

CASTAN. **Traité élémentaire des diathèses.** 1 vol. in-8, 467 pages. 6 fr.

CASTAN. **Traité élémentaire des fièvres.** 2ᵉ édition. 1 vol. in-8. 7 fr.

CAZENAVE (A.), ancien médecin de l'hôpital Saint-Louis. **Pathologie générale des maladies de la peau.** 1 vol. in-8. 1868. . . . . . 7 fr.

CERVIOTTI. **Étude sur les vêtements chez l'homme et chez la femme dans leurs rapports avec l'hygiène.** In-8 de 86 pages. . . . 2 fr.

CHALLAND. **Étude expérimentale et clinique sur l'absinthisme et l'alcoolisme.** In-8. 1871. . . . . 2 fr.

CHALVET. **Des moyens pratiques d'obvier à la mortalité des enfants nouveau-nés.** In-8. 1870. . . . . 1 fr.

CHANTREUIL. **Études sur les déformations du bassin chez les cyphotiques au point de vue de l'accouchement.** In-8 de 167 pages et figures dans le texte. 1869. . . . . 3 fr.

CHANTREUIL. **Du cancer de l'utérus au point de vue de la conception, de la grossesse et de l'accouchement.** In-8 de 96 pages. . 2 fr. 50

ENVOI FRANCO PAR LA POSTE, CONTRE UN MANDAT.

CHANTREUIL. **Des applications de l'histologie à l'obstétrique.** 1 vol. in-8 de 190 pages. 1872. . . . . 3 fr. 50

CHARAZAC, docteur en médecine, etc. **La clef du diagnostic,** ou *Vade mecum* de l'élève et du praticien. Séméiologie, description, traitement. 1866. 1 vol. in-12 de 470 pages. . . . . 5 fr.

CHARCOT, professeur à la Faculté de médecine de Paris, médecin de l'hospice de la Salpêtrière, etc. **Leçons cliniques sur les maladies des vieillards et les maladies chroniques,** recueillies et publiées par le docteur BALL, professeur agrégé à la Faculté de médecine de Paris, etc. 1868. 1 vol. in-8 avec figures intercalées dans le texte, et 5 planches en chromolithographie, avec un joli cartonnage en toile. . . . 6 fr. 50
2e série, publiée par le docteur CH. BOUCHARD. Deux fascicules sont en vente. Prix du 1er fascicule. . . . . 1 fr.
Prix du 2e fascicule. . . . . 2 fr.

CHARCOT. **Leçons sur les maladies du système nerveux,** recueillies et publiées par le docteur BOURNEVILLE. 1er et 2e fascicules in-8 avec figures. 1872. Prix de chacun. . . . . 2 fr.

CHARPENTIER, interne en médecine et en chirurgie des hôpitaux de Paris. **Étude sur le scorbut en général, l'épidémie de 1871 en particulier.** In-8. . . . . 1 fr. 75

CHARPENTIER (A.), professeur agrégé à la Faculté de Paris, etc. **De l'influence des divers traitements sur les accès éclamptiques.** In-8 de 148 pages. 1872. . . . . 3 fr.

CHARVOT. **Température, pouls, urines dans la crise et la convalescence de quelques pyrexies, pneumonie, fièvre typhoïde, rhumatisme articulaire.** In-8 de 62 pages et 14 planches. . . . 2 fr. 50

CHAVÉE. **Petit essai philosophique de médecine pratique,** à l'adresse des gens instruits. 1 vol. in-8. 1870. . . . . 5 fr.

CHÉRON (JULES). **Du traitement du rhumatisme articulaire chronique, primitif, généralisé ou progressif, par les courants continus constants.** In-8 de 44 pages. . . . . 1 fr.

CHÉRON (JULES) et MOREAU-WOLF. **Des services que peuvent rendre les courants continus constants dans l'inflammation, l'engorgement et l'hypertrophie de la prostate.** In-8 de 51 pages. . . 1 fr.

CHEVALIER (ARTHUR). **L'étudiant micrographe.** Traité théorique et pratique du microscope et de ses préparations. Ouvrage orné de planches représentant 500 infusoires et de 200 figures dans le texte. 2e édition, augmentée des applications à l'étude de l'anatomie, de la botanique et de l'histologie, par MM. ALPHONSE DE BRÉBISSON, HENRI VAN HEURCK et G. POUCHET. 1 vol. in-8 de 565 pages. 1865. . . . . 7 fr. 50

CHEVALIER. **Manuel de l'étudiant oculiste**, traité de la construction et de l'application des lunettes pour les affections visuelles. 1 vol. in-18 jésus de 300 pages et 90 figures intercalées dans le texte. Paris, 1868. Prix. . . . . 5 fr.

CLAPARÈDE. **Inflammation et catarrhe de la vessie, gravelle, des divers moyens de combattre ces affections.** 1 vol. in-8 de 268 pages avec 60 figures intercalées dans le texte et 3 planches. 1872. . 5 fr.

COLETTE. **Sur une forme d'arthropathie.** In-8 de 56 pages. 1 fr. 50

Comptes rendus des séances et Mémoires de la Société de biologie. Tome IIIe de la 5e série, année 1871, 23e de la collection. 1 vol. avec planches lithographiées. . . . . 7 fr.

Comptes rendus des séances et Mémoires de la Société de biologie. 1re série. Tome III, avec planches, figures noires et coloriées. 15 fr.

— — IV		10 fr.
— — V.		7 fr.
2e — 5 vol. à.		5 fr.
3e — 5 vol. à.		5 fr.
4e — Tomes I à III.		5 fr.
4e — Tome IV.		7 fr.
4e — Tome V.		7 fr.

Nota. — Les 2e et 3e séries, et les tomes Ier et IIIe de la 4e série pris ensemble, 13 volumes avec planches noires et coloriées. . . . 50 fr.

Conférence médicale de Paris. Discussion sur la variole et la vaccine, par MM. Caffe, Dally, Gallard, Marchal (de Calvi), Lanoix, Tardieu, Revillout, etc. 1 vol. in-8 de 192 pages. 1871. . . . . . . 5 fr. 50

CORNILLON. **Des accidents des plaies pendant la grossesse et l'état puerpéral.** In-8 de 70 pages. 1871. . . . . 2 fr.

COURTAUX. **De la fièvre syphilitique.** In-8 de 75 pages. . . . 2 fr.

COUYBA. **Des troubles trophiques consécutifs aux lésions traumatiques de la moelle et des nerfs.** In-8, 66 pages. 1871 . . . 2 fr.

CREVAUX. **De l'hématurie chyleuse ou graisseuse des pays chauds.** In-8 de 62 pages. 1873. . . . . 2 fr.

CULOT. **De l'inflammation primitive aiguë de la moelle des os.** In-8. 1871. . . . . 2 fr.

DANET. **De l'alcool dans le traitement des maladies puerpérales,** suites de couches et de la résorption purulente. In-8 de 36 pag. 1 fr. 25

D'AUDÉ. **Traité de l'érysipèle épidémique.** 1 vol. in-8 de 344 pages. 1867. (*Ouvrage récompensé par l'Académie de médecine.*). . . . 5 fr. 50

DEBOUT, médecin-inspecteur. **Des eaux minérales de Contrexéville et de leur emploi dans le traitement de la goutte, la gravelle et le catarrhe vésical.** 2e édition. In-8. . . . . 2 fr.

DEBRAY. **De l'eucalyptus globulus.** In-8. 1872. . . . 2 fr.

DÉCLAT. **De la curation des maladies de la peau,** spécialement des maladies comprises sous le nom de *dartres*, à l'aide de la nouvelle médication phéniquée. In-12. 1872. . . . . 2 fr.

DÉCLAT. **De la curation du charbon, de la cocotte** et des principales maladies qui sévissent sur les bœufs, les moutons, les chevaux, et les cochons à l'aide de la nouvelle médication à l'acide phénique. 2e éd. 2 fr.

DÉCLAT. **Observations sur la curation des maladies organiques de la langue,** précédées de considérations sur les causes et le traitement des affections cancéreuses en général. 1 fort vol. in-8. 1868. . . . 8 fr.

DELAPORTE. **De la gastrotomie dans les étranglements internes.** In-8 de 80 pages. 1872. . . . . 2 fr.

DELBARRE. **De la dénudation des artères.** In-8 de 66 pages. 1 fr. 50

DELFAU. **Déontologie médicale.** Devoirs et droits des médecins vis-à-vis de l'autorité, de leurs confrères et du public. Ouvrage couronné. 1 vol. in-12 de 316 pages. 1868. . . . . 4 fr.

DELENS. **De la communication de la carotide et du sinus caverneux** (anévrysme artérioso-veineux). In-8 de 90 pages, avec 2 planches coloriées. 1870. . . . . 3 fr. 50

DELENS. **De la sacro-coxalgie.** 1 vol. in-8 de 118 pages et 2 pl. 3 fr.

DELSTANCHE. **Étude sur le bourdonnement de l'oreille.** In-8 de 100 pages. 1871. . . . . 2 fr.

DEMEULES, interne des hôpitaux de Paris, etc. **Pronostic et traitement des fractures de jambe compliquées de plaie.** In-8. . . . . 2 fr.

DEPAUL. **Leçons de clinique obstétricale** professées à l'hôpital des Cliniques, rédigées par M. le docteur DE SOYRE, chef de clinique. 1 vol. in-8 avec figures intercalées dans le texte. Prix de l'ouvrage complet pour les souscripteurs. . . . . 14 fr.
La 2e partie paraîtra au mois de mai 1873.

DEPAUL. **Sur la vaccination animale.** In-8. . . . . . . 2 fr.

DEPAUL. **Sur la vaccination animale et la syphilis vaccinale.** In-8. Prix. . . . . 1 fr. 50

DEPAUL. **De la rétention d'urine chez l'enfant pendant la vie fœtale,** étudiée surtout comme cause de dystocie. In-8. . . . . . 1 fr. 50

DEPAUL. **Rapport sur des accidents graves** suite de la vaccination, qui se sont produits dans le département du Morbihan. In-8. . 50 cent.

DERLON. **De l'influence des progrès des sciences sur la thérapeutique.** Étude des connaissances chimiques et pharmacologiques nécessaires au traitement des maladies. 1 vol. in-8 de 174 pages. . . 3 fr.

DESNOS. **Considérations sur le diagnostic, le pronostic et la thérapeutique de quelques-unes des principales formes de la variole.**
Grand in–8 de 8 pages. . . . . 50 c.

DESNOS et HUCHARD. **Des complications cardiaques dans la variole
et notamment de la myocardite varioleuse.** In–8. . . . 1 fr. 50

DESPRÈS, chirurgien de l'hôpital de Lourcine, professeur agrégé, etc.
**Traité iconographique de l'ulcération et des ulcères du col de l'u-
térus.** 1 vol. in–8, avec planches lithographiées et coloriées. . 5 fr.

DIEULAFOY. **De la contagion.** In–8 de 148 pages. 1872. . . . 3 fr.

DOLBEAU, professeur à la Faculté de médecine de Paris, chirurgien des
hôpitaux, etc. **Traité pratique de la pierre dans la vessie.** 1 vol.
in–8 de 424 pages, avec 14 figures dans le texte. Paris, 1864. . 7 fr.

DUBREUIL (E.). **Étude anatomique et histologique sur l'appareil
générateur du genre Helix.** In–8 de 60 pages et 1 planche. . . 2 fr.

DUFOUR (E.). **De l'encombrement des asiles d'aliénés,** étude sur l'augmentation toujours croissante de la population des asiles d'aliénés ; ses
causes, ses inconvénients, et des moyens d'y remédier. Mémoire couronné par la Société de médecine de Gand. In–8 de 107 pages. 2 fr.

DUPIERRIS, **De l'efficacité des injections iodées dans la cavité de l'u-
térus pour arrêter les métrorrhagies qui succèdent à la délivrance,**
et de leur action comme moyen préservatif de la fièvre puerpérale. In–8
de 96 pages. 1870. . . . . 2 fr.

DUPUY (PAUL). **Du libre arbitre.** Grand in–8 de 64 pages. . . . 2 fr.

DUSART. **Recherches expérimentales sur le rôle physiologique et
thérapeutique du phosphate de chaux.** 1 vol. in–12 de 158 pag. 2 fr.

EMIN. **Études sur les affections glaucomateuses de l'œil.** 1 vol. in–8
de 131 pages, avec 4 planches coloriées. 1870. . . . . . . 5 fr.

EUSTACHE. **Apprécier l'influence des travaux modernes sur la connaissance et le traitement des maladies virulentes en général.** In–8
de 90 pages. 1872. . . . . 2 fr. 50

FAID. **Des troubles de la sensibilité générale dans la période secon-
daire de la syphilis,** et notamment de l'analgésie syphilitique. In–8 de
152 pages. 1870. . . . . 3 fr. 50

FANO, professeur agrégé à la Faculté de médecine de Paris. **Traité élémentaire de chirurgie.** 2 forts vol. in–8 avec 307 figures dans le
texte. 1869-72. . . . . 28 fr.

FANO, professeur agrégé à la Faculté de médecine de Paris, etc. **Traité
pratique des maladies des yeux,** contenant des résumés d'anatomie
des divers organes de l'appareil de la vision. Illustré d'un grand nombre
de figures intercalées dans le texte et de 20 dessins en chromolithographie. 1866. 2 vol. in–8. . . . . 17 fr.

FERRAS. **De la laryngite syphilitique.** In–8 de 86 pages. . . . 2 fr.

FIGUEROA. **Des obstacles que le col utérin peut apporter à l'accou-chement.** In–8 de 99 pages. . . . . 2 fr.

FISCHER et BRICHETEAU. **Traitement du croup, ou angine laryngée diphthéritique.** 2ᵉ édition, revue et augmentée. In–8 de 120 pages. Paris, 1863. . . . . 2 fr. 50

FLAMAIN. **Étude sur les procédés opératoires applicables à l'amputation tibio-tarsienne.** In–8. . . . . 1 fr. 50

FORT. **Anatomie descriptive et dissection,** contenant un précis d'embryologie, la structure microscopique des organes et celle des tissus. 2ᵉ édition très-augmentée. 5 vol. in–12, avec 662 figures intercalées dans le texte. 1868. . . . . 25 fr.

FORT. **Résumé d'anatomie.** 1 vol. in–32 de 520 pages, avec 75 figures intercalées dans le texte. 1870. . . . . 5 fr.

FORT. **Traité élémentaire d'histologie.** 2ᵉ édition. 1 vol. in–8 avec 500 figures intercalées dans le texte. 1872. . . . . 14 fr.

FORT. **Anatomia descriptiva y disseccion con un resumen de embriologia y generacion y la estructura microscopica de los tejidos y de los organos.** Traduccion española de la francesa bajo la direccion del autor por el doctor R. de Armas y Cespedes. 2 tómos con figuras intercaladas en el texto. 1872. . . . . 16 fr.

FOUCHER, professeur agrégé à la Faculté de médecine de Paris, chirurgien des hôpitaux, etc. **Traité du diagnostic des maladies chirurgicales,** avec appendice, et **Traité des tumeurs,** par A. Després, professeur agrégé à la Faculté de médecine de Paris, chirurgien des hôpitaux. 1 vol. in–8 de 1162 pages et 57 figures intercalées dans le texte, avec un joli carton. en toile. 1866–69. . . . . 18 fr.

FOUILLOUX. **Essai sur le pansement immédiat des plaies d'amputation par le perchlorure de fer.** In–8 de 57 pages. . . . . . 1 fr. 50

FOURCY (Eugène de), ingénieur en chef du corps des mines. **Vade-mecum des herborisations parisiennes,** conduisant sans maître aux noms d'ordre, de genre et d'espèce de toutes les plantes spontanées ou cultivées en grand dans un rayon de 25 lieues autour de Paris. 3ᵉ édition, comprenant les mousses et les champignons. 1 vol. in–18 de 509 pages. 1872 Prix. . . . . 4 fr. 50

FOURNIÉ (Édouard). **Physiologie de la voix et de la parole.** 1 vol. in–8 de 816 pages, avec figures dans le texte. 1866. . . . . . . 10 fr.

FOURNIÉ (Éd.). **Physiologie du système nerveux cérébro-spinal d'après l'analyse physiologique des mouvements de la vie.** 1 vol. in–8 de 832 pages, avec un joli carton. en toile. 1872. . . . . . . 12 fr.

FOURNIER (ALFRED), professeur agrégé, médecin de l'hôpital de Lourcine. **Leçons cliniques sur la syphilis,** étudiée plus particulièrement chez la femme. 1 fort vol. in-8. 1873. . . . .

FOURNIER (ALFRED). **Fracastor. : la Syphilis, 1530 ; le Mal français, 1546 ;** traduction et commentaires. 1 vol. in-12 de 210 pages.   2 fr. 50

FOURNIER. **Diagnostic général du chancre syphilitique.** Leçon recueillie et rédigée par GRIPAT, interne des hôpitaux. . . . . . . 1 fr. 25

FOURNIER. **Note sur un cas de gomme syphilitique.** . . . .   50 cent.

FREDET. **Étude médico-légale des effets de la foudre sur l'homme.** Lésions anatomiques observées sur le cadavre d'un foudroyé.   75 cent.

FREIDREICH. **Traité pratique des maladies du cœur.** Ouvrage traduit de l'allemand par les docteurs DOYON et LORBER. 1 vol. in-8. . . .   9 fr.

GALICIER. **Théorie de l'unité vitale.** Première partie : **Physiologie unitaire.** In-8 de 204 pages. 1869. . . . .   3 fr. 50
   Deuxième partie : **Pathologie unitaire.** In-8 de 420 pages. 1869. Prix. . . . .   6 fr.

GARROD. **La goutte, sa nature, son traitement, et le rhumatisme goutteux,** ouvrage traduit par A. OLLIVIER, professeur agrégé à la Faculté de médecine de Paris, et annoté par J.-M. CHARCOT, professeur agrégé à la Faculté de médecine de Paris, médecin de l'hospice de la Salpêtrière, etc. 1867. 1 vol. in-8 de 710 pages, avec 26 figures intercalées dans le texte, et 8 planches coloriées. . . . .   12 fr.
   Avec un joli cartonnage en toile. . . . .   15 fr.

GAUTIER (JULES). **De la fécondation artificielle dans le règne animal,** et de son emploi contre la stérilité. 1 vol. in-12 de 46 pages. .   1 fr.

GEORGESCO. **Du scorbut.** Épidémie observée pendant le siège de Paris. In-8 de 76 pages. . . . .   2 fr.

GIGARD. **Deux points de l'histoire du favus.** In-8 de 51 pages et 2 planches. . . . .   2 fr.

GIMBERT. **L'eucalyptus globulus,** son importance en agriculture, en hygiène et en médecine. Grand in-8 de 102 pages et 3 planches.   3 fr. 50

GIRALDÈS, chirurgien de l'hôpital des enfants, etc. **Leçons cliniques sur les maladies chirurgicales des enfants,** recueillies et publiées par MM. BOURNEVILLE et BOURGEOIS, revues par le professeur. 1 fort vol. in-8 accompagné de figures dans le texte. Cartonné en toile. 1869.   14 fr.

GIRARD. **Les matières glucogènes et les sucres au point de vue chimique et physiologique.** In-8 de 80 pages. . . . .   2 fr. 50

GIRAUD. **Du délire dans le rhumatisme articulaire aigu.** In-8 de 110 pages. 1872. . . . .   2 fr.

GIRAULT. Étude sur la génération artificielle dans l'espèce humaine. In-8 de 16 pages. 1869. 1 fr.

GLATZ. Résumé clinique sur le diagnostic et le traitement des différentes espèces de néphrites et de la dégénérescence amyloïde des reins. In-8 de 62 pages et 2 planches. 1872. . . . . 2 fr.

GOSSELIN, professeur de clinique chirurgicale à la Faculté de médecine de Paris, etc. **Leçons sur les hernies,** professées à la Faculté de médecine de Paris, recueillies et publiées par le docteur Léon LABBÉ, professeur agrégé, chirurgien du Bureau central. 1 vol. in-8 de 500 pages, avec figures dans le texte. 1864. . . . . 7 fr.

GOSSELIN. Leçons sur les hémorrhoïdes. 1 vol. in-8. 1866. . 5 fr.

GOURVAT. Physiologie expérimentale sur la digitale et la digitaline. In-8. 1871. . . . . 2 fr.

GRAEFE (DE). Des paralysies du muscle moteur de l'œil, traduit de l'allemand par A. SICHEL, revu par le professeur. 1 vol. in-8 de 220 pages. 1871. . . . . 5 fr. 50

GRANCHER. De l'unité de la phthisie. In-8. 1873. . . . . 1 fr. 50

GRAVES. Leçons de clinique médicale, ouvrage traduit et annoté par le docteur JACCOUD, précédé d'une introduction par le professeur TROUSSEAU. 5e édition. 2 vol. in-8. 1871. . . . . 20 fr.

GREMION-MENUAU. Étude sur la réduction de luxations anciennes d'origine traumatique par les machines. In-8 de 62 pages avec 2 planches dans le texte. . . . . 2 fr.

GRIESINGER, professeur de clinique médicale et de médecine mentale à l'Université de Berlin. **Des maladies mentales et de leur traitement.** Ouvrage traduit de l'allemand sous les yeux de l'auteur par le docteur DOUMIC, accompagné de notes par M. le docteur BAILLARGER, médecin de la Salpêtrière, membre de l'Académie de médecine. 1 vol. in-8. Paris, 1868. . . . . 9 fr.

GUÉNIOT. De l'opération césarienne à Paris, et des modifications qu'elle comporte dans son exécution. In-8. . . . . 75 c.

GUÉNIOT. De la guérison par résorption des tumeurs dites fibreuses de l'utérus. In-8. . . . . 50 cent.

GUÉRIN (J.-C.). La santé : hygiène et régime à suivre pour se bien porter ; comment on peut rétablir sa santé. 2e édition. 1 vol. in-8. 2 fr.

GUICHARD (AMBROISE). Recherches sur les injections utérines en dehors de l'état puerpéral. Grand in-8 de 184 pages. . . 5 fr. 50

HALLOPEAU. Des accidents convulsifs dans les maladies de la moelle épinière. In-8. 1871. . . . . 2 fr.

HAMEL. **Du rash variolique** (*Variolus rash* des Anglais). In-8 de 100 pages. 1870. . . . . 2 fr.

HAYEM. **Études sur le mécanisme de la suppuration.** In-8 de 32 pages. 1871. . . . . 1 fr.

HAYEM. **Des hémorrhagies intra-rachidiennes.** In-8 de 232 pag. 4 fr.

HŒPFFNER. **De l'urine dans quelques maladies fébriles.** In-8 de 94 pages et 8 tableaux. 1872 . . . . 2 fr. 50

HERVIEUX, médecin de la Maternité de Paris. **Traité clinique et pratique des maladies puerpérales,** suites de couches. 1 vol. in-8 de 1165 pages, avec figures dans le texte. 1872. Le volume cartonné. . 16 fr.

HESTRÉS. **Étude sur le coup de chaleur,** maladie des pays chauds. In-8 de 135 pages. 1872. . . . . 2 fr. 50

HUCHARD. **Étude sur les causes de la mort dans la variole.** In-8 de 70 pages. 1872. . . . . 2 fr.

HUTIN et BOTTENTUIT. **Guide des baigneurs aux eaux minérales de Plombières.** 1 vol. de 224 pag. avec fig. dans le texte. Cart. 2 fr. 50

HYBORD. **Du zona ophthalmique et des lésions oculaires qui s'y rattachent.** In-8 de 160 pages et 4 planches. . . . . 3 fr. 50

INZANI. **Recherches sur la terminaison des nerfs dans les muqueuses des nerfs, dans les muqueuses des sinus frontaux et maxillaire.** In-8. . . . . 75 cent.

JACCOUD, professeur agrégé à la Faculté de médecine de Paris, médecin de l'hospice Saint-Antoine, etc. **Étude de pathogénie et de sémiotique, les paraplégies et l'ataxie du mouvement,** etc. 1 fort vol. in-8. Paris, 1864. . . . . 9 fr.

JACCOUD, professeur agrégé à la Faculté de médecine de Paris. **Traité de pathologie interne.** 2 vol. in-8 avec 33 planches en chromolithographie. 3ᵉ édition, revue et augmentée. 1873. . . . . . . 25 fr.

JACCOUD. **Leçons de clinique médicale** faites à l'hôpital Lariboisière. 1 vol. in-8 accompagné de 10 pl. en chromolith. 1873. Cart. 16 fr.

JACCOUD. **Leçons de clinique médicale,** faites à l'hôpital de la Charité. 1 fort vol. in-8 de 878 pages, avec 29 figures et 11 planches en chromolithographie. 2ᵉ édit., avec un joli cartonnage en toile. 1869. 16 fr.

JOB. **Malades et blessés :** ambulance de l'hôpital Rothschild pendant le siége de Paris. In-8. 1 fr. 50

LABORDE. **Le ramollissement et la congestion du cerveau principalement considérés chez le vieillard.** Étude clinique et pathogénique. 1 vol. in-8 de 420 pages, avec planche coloriée contenant 6 figures. Paris, 1866. . . . . 6 fr.

ACASSAGNE. **De la putridité morbide et de la septicémie.** Histoire des théories anciennes et modernes. In-8 de 138 pages. . . 5 fr. 50

AFFITTE (L.). **Essai sur les aphonies nerveuses et réflexes.** In-8 de 70 pages. 1872. . . . . 2 fr.

AFITTE. **Des kystes des parties molles de la jambe.** In-8 de 80 pages. 1872. . . . . 2 fr.

AMBERT (DE). **De l'emploi des affusions froides dans le traitement de la fièvre typhoïde et des fièvres éruptives.** In-8 de 75 pag. 2 fr.

AMBLIN. **Étude sur la lèpre tuberculeuse, ou éléphantiasis des Grecs.** 1 vol. in-8, ouvrage orné de gravures dans le texte. 5 fr. 50

ANCEREAUX. **De la maladie expérimentale comparée à la maladie spontanée.** In-8 de 132 pages. 1872. . . . . 2 fr. 50

ANDRIEUX, **Des pneumopathies syphilitiques,** In-8 de 80 pag. 2 fr.

ANGLEBERT **La syphilis dans ses rapports avec le mariage.** 1 vol. in-12. 1873. . . . . 5 fr. 50

ARGUIER DES BANCELS. **Étude sur le diagnostic et le traitement chirurgical des étranglements internes.** In-8 de 144 pages. 5 fr.

ARRIEU. **Des hémorrhagies rétiniennes.** In-8 de 118 pages. 2 fr. 50

ARROQUE. **Traitement complémentaire et prophylactique du lymphatisme et de la scrofule confirmée.** 64 observations à l'appui. 1 vol. in-8. 1871 . . . . 5 fr. 50

ASSERRE. **Étude sur l'isolement considéré comme moyen de traitement dans la folie.** In-8 de 88 pages. . . . . 2 fr.

ATOUR (A.). **Journal du bombardement de Châtillon,** avril et mai 1871. In-8. . . . . 2 fr.

AUGAUDIN. **Contribution aux indications curatives des eaux de Royat.** In-8 de 190 pages. 1870. . . . . 2 fr.

AURENT (CH.). **De l'hyoscyamine et de la daturine,** étude physiologique, application thérapeutique. Grand in-8 de 125 pag. avec fig. 3 fr.

AVAL. **Essai critique sur le delirium tremens.** In-8 de 85 pag. 2 fr.

EBER et ROTTENSTEIN. **Recherches sur la carie dentaire.** 1 vol. in-8 de 150 pages et 2 planches lithographiées. Paris, 1868. . . . . 3 fr.

E BŒUF. **Étude critique sur l'expectation dans la pneumonie.** Grand in-8 de 98 pages. 1870. . . . . 2 fr.

ERICHE. **Du spina bifida crânien.** In-8, avec figures. . . . . 2 fr.

ETEINTURIER. **Du danger des opérations pratiqués sur le col de l'utérus.** In-8 de 39 pages. 1872. . . . . 1 fr. 50

LETEURTRE. Documents pour servir à l'histoire du seigle ergoté. In-8 de 107 pages. 1871. . . . . 2 fr. 50

LETONA. Étude comparative des fièvres palustres. In-8 de 157 pages. 1872. . . . . 2 fr. 50

LEVI. Diagnostic des maladies de l'oreille. In-8 avec 5 planches en chromolithographie. 1872. . . . . 5 fr. 50

LOOMANS. De la liberté humaine considérée dans la vie intellectuelle et dans ses rapports avec le matérialisme. In-8 de 52 pages. 50 cent.

LOUSTAU. Voies urinaires. Étude sur la divulsion des rétrécissements du canal de l'urèthre (procédés de MM. Holt et Voillemier). In-8 de 91 pages et 2 planches. 1872. . . . . 2 fr. 50

MAGNAN. Étude expérimentale et clinique sur l'alcoolisme (alcool et absinthe, épilepsie absinthique). In-8 de 46 pages. . . . . 2 fr.

MALASSEZ. Étude sur le molluscum. In-8 avec 5 planches. . . 2 fr.

MALHERBE. De la fièvre dans les maladies des voies urinaires. Recherches sur ses rapports avec les affections du rein. 1 vol. in-8 accompagné de nombreuses courbes thermiques. 1872. . . . 5 fr. 50

MALLEZ et DELPECH. Thérapeutique des maladies de l'apparei urinaire. 1 vol. in-8. 1872. . . . . 7 fr. 50
  Cartonné. . . . . 8 fr. 50

MALLEZ et A. TRIPIER. De la guérison durable des rétrécissements de l'urèthre par la galvanocaustique chimique. Mémoire couronné par l'Académie de médecine. In-8 de 35 pages, avec figures dans le texte. *Deuxième édition.* 1870. . . . . 2 fr.

MARTIN (Gustave). Études sur les plaies artérielles de la main et de la partie antérieure de l'avant-bras. In-8 de 88 pages. . 2 fr.

MARTIN. De la circoncision, avec un nouvel appareil inventé par l'auteur pour faire la circoncision. Nouveau procédé pour le débridement du phimosis congénital. Grand in-8 de 88 pages. . . . . 2 fr.

MASSEY (Lucien). Mémoires sur le traitement médical et la guérison des affections cancéreuses, suivi d'une Note sur le traitement de la syphilis. In-8 de 30 pages. . . . . 1 fr.

MATTEI, Clinique obstétricale, ou Recueil d'observations et statistiques. Paris, 1862 et 1871. 6 vol. in-8. . . . . 24 fr.

MAURIAC, médecin de l'hôpital du Midi. **Mémoire sur les affections syphilitiques précoces du système osseux.** In-8 de 100 pages. 2 fr.

MAURIAC. Mémoire sur le paraphimosis. In-8 de 48 pages. 1 fr. 50

MERCIER. Traitement préservatif et curatif des sédiments de la gravelle, de la pierre urinaires, et de diverses maladies dépendant de la diathèse urique. 1 vol. in-12 avec fig. intercalées dans le texte. 1872. 7 fr. Cart. . . . . 8 fr.

MICHAUD. Sur la méningite et la myélite dans le mal vertébral. Recherches d'anatomie et de physiologie pathologiques. 1 vol. in-8 de 88 pages et 3 planches. 2 fr. 50

MICHALSKI. Étude sur la première dentition. In-8 de 67 pages. 2 fr.

MISSET. Étude sur la pathologie des glandes sébacées. In-8 de 120 pages avec 4 planches. 1872. . . . . 3 fr. 50

MOILIN. Leçons de médecine physiologique. 1 vol. in-8 de 296 pages. Paris, 1866. . . . . 3 fr. 50

MOILIN. Médecine physiologique ; maladies des voies respiratoires, maladies des fosses nasales, de la gorge, du larynx et de la poitrine. 1 vol. in-8 de 307 pages. 1867. . . . . 4 fr.

MOLLIÈRE (D.). Du nerf dentaire inférieur. Anatomie et physiologie, anatomie comparée. In-8. 1871. . . . . 2 fr.

MOLLIÈRE (D.). Recherches expérimentales et cliniques sur les fractures indirectes de la colonne vertébrale. In-8. . . . 1 fr. 50

MORDRET. Traité pratique des affections nerveuses et chloro-anémiques considérées dans les rapports qu'elles ont entre elles. Paris, 1861. 1 vol. in-8 de 496 pages. . . . . 6 fr.

MOREAU-WOLF. Des rétrécissements de l'urèthre et de leur guérison radicale et instantanée par un procédé nouveau, la *divulsion rétrograde.* Grand in-8 de 100 pages, avec figures dans le texte. 3 fr.

MOURA. Angines aiguës ou graves ; origine, nature, traitement. In-8 de 68 pages. 1870. . . . . 2 fr.

MOUTARD-MARTIN, médecin de l'hôpital Beaujon. **La pleurésie purulente et son traitement.** 1 vol. in-8. 1872. . . . . 4 fr.

MURON. Pathogénie de l'infiltration de l'urine. In-8 de 72 pages. 2 fr.

NADAUD. Paralysies obstétricales des nouveau-nés. In-8 de 60 pages. . . . . 1 fr. 50

NAUDIER. De l'obstruction des voies lacrymales. In-8 de 91 p. 2 fr.

NEPVEU. Contributions à l'étude des tumeurs du testicule. In-8 de 60 pages et 2 planches en chromolithographie. . . . . 2 fr. 50

NIEPCE. Quelques considérations sur le crétinisme. In-8. 1 fr. 75

NIEDERKORN. Contributions à l'étude de quelques-uns des phénomènes de la rigidité cadavérique chez l'homme. 91 pages et 33 tableaux. 1872. . . . . 2 fr. 50

NONAT, ancien médecin de la Charité, agrégé libre de la Faculté de Paris. Traité pratique des maladies de l'utérus, de ses annexes et des organes génitaux externes, 2ᵉ édition revue et augmentée avec la collaboration du docteur LINAS. 1 fort vol. in-8, avec figures dans le texte. 1872. Prix. . . . . 15 fr.

NYSTROM. Du pied et de la forme hygiénique des chaussures, avec une préface du professeur SANTESSON, traduction de la 2ᵉ édition suédoise. In-8 de 46 pages, avec figures dans le texte. . . . . 1 fr. 50

OFF. Des altérations de l'œil dans l'albuminurie et le diabète. In-8 de 180 pages, avec 2 planches en chromolithographie. . . . . ;. 4 fr. 50

OLLIER DE MARICHARD et PRUNER-BEY. Les Carthaginois en France, la colonie libo-phénicienne du Liby. Gr. in-8 de 50 pages, avec 2 tableaux et 6 planches. . . . . 5 fr.

OLLIER DE MARICHARD. Recherches sur l'ancienneté de l'homme dans les grottes et monuments mégalithiques du Vivarais. 1 vol. in-8 avec 15 planches en partie coloriées. . . . . 7 fr.

PANAS et LOREY. Leçons sur le strabisme, les paralysies oculaires, le nystagmus, etc. 1 vol. in-8, avec figures. 1873. . . . . 5 fr.

PÉAN et MALASSEZ. Étude clinique sur les ulcérations anales. 1 vol. in-8 avec figures et 4 pl. coloriées. 1872. . . . . 6 fr.

PÉAN et URDY. Hystérotomie. De l'ablation de l'utérus par la gastrotomie. 1 vol. in-8, avec figures et planches. 1873. . . . . 6 fr.

PELTIER. L'ambulance nº 5. In-8 de 109 pages. . . . . . . 1 fr. 50

PELTIER. Pathologie de la rate. In-8 de 110 pages. . . . 2 fr. 50

PELTIER. Étude sur les épanchements traumatiques primitifs de sérosité. In-8. 1871. . . . . 1 fr. 50

PELVET. Des anévrysmes du cœur. In-8 de 172 pages, avec 2 planches. 1867. . . . . 3 fr. 50

PÉNIÈRES. Des résections du genou. In-8 de 120 pages. . . . 3 fr.

PERIER. Le château de Bourbon-l'Archambault. Notice historique. In-8 avec 9 planches. . . . . 1 fr. 25

PÉRONNE (CHARLES). De l'alcoolisme dans ses rapports avec le traumatisme. In-8 de 155 pages. 1870. . . . . 3 fr. 50

PÉTRASU. De la tuberculose péritonéale étudiée principalement chez l'adulte (anatomie pathologique et forme clinique). In-8 de 72 pages. 1872. Prix. . . . . 2 fr.

PÉTRINI. Des injections hypodermiques de chlorhydrate de narcéine. In-8, avec tracés sphygmographiques. 1872. . . . . . . 2 fr.

PHÉLIPPEAUX. **Étude pratique sur les frictions et le massage, ou** Guide du médecin masseur. In-8 de 187 pages. 1870. . . . . 5 fr.

PICOT. **Du rhumatisme aigu et de ses diverses manifestations chez les enfants.** 1 vol. in-8. 1873. . . . . 5 fr. 50

PIORRY, professeur de clinique médicale à la Faculté de Paris, membre de l'Académie, etc. **La médecine du bon sens.** De l'emploi des petits moyens en médecine et en thérapeutique. 2ᵉ édition. 1 vol. in-12. Paris 1867. . . . . 5 fr.

PIORRY. **Clinique médico-chirurgicale de la ville,** résumé et exposition de la doctrine et de la nomenclature organo-pathologique ; observations et réflexions cliniques. 1 vol. in-8. . 1869. . . . . . . 6 fr.

PIORRY. **Traité de plessimétrisme et d'organographisme,** anatomie des organes sains et malades, établie pendant la vie au moyen de la percussion médiate et du dessin à l'effet d'éclairer le diagnostic. 1866. 1 fort vol. in-8 avec 91 figures intercalées dans le texte. . . . . . 15 fr.

PITON. **Étude sur le rhumatisme.** In-8 de 220 pages. 1868. 3 fr. 50

PLANCHE. **Apprécier l'influence des travaux modernes sur la connaissance de la fièvre, exposer les applications thérapeutiques résultant de cette étude.** In-8 de 68 pages. . . . . 2 fr.

PLANCHON. **Faits cliniques de laryngotomie.** In-8 de 116 pages avec 2 planches. 1869. 3 fr.

POINSOT. **De la conservation dans le traitement des fractures compliquées.** 1 vol. in-8 de 434 pages, 1873. . . . . 6 fc.

POLACZEC. **De l'opportunité des grandes opérations.** In-8 de 67 pages. 1871. . . . . 2 fr.

POULIOT. **De la cystite du col,** de ses divers modes de traitement, et en particulier des instillations au nitrate d'argent. In-8 de 128 pages. 1872. Prix. . . . . 2 fr. 50

POUZOL. **Essai sur l'ictère.** In-8 de 107 pages. 1872. . . . 2 fr. 50

PRAT. **Du panaris.** In-8 de 104 pages. 1870. . . . . . . 2 fr. »

PUTÉGNAT. **Quelques faits d'obstétricie.** 1 vol. in-8. . . . 7 fr. »

QUINQUAUD. **Essai sur le puerpérisme infectieux chez la femme et chez le nouveau-né.** 1 vol. in-8 de 276 pages et 17 figures intercalées dans le texte. . 1872. . . . . 3 fr. 50

RATHERY. **Essai sur le diagnostic des tumeurs intra-abdominales chez les enfants.** In-8 de 136 pages. . . . . 2 fr. 50

RAYMOND (Th.). **Opérations préliminaires à l'extirpation des tumeurs** (écrasement linéaire, — galvanocaustie). De leur combinaison. In-8 de 160 pages. . . . . 2 fr.

REBATEL. **Recherches sur la circulation dans les artères coronaires.** In-8 de 52 pages avec 8 tracés sphygmographiques dans le texte. 1 fr. 50

REGNAULT (Paul). **De l'hygroma du genou.** Traitement par la ponction suivie d'injection iodée. In-8 de 58 pages. . . . . 1 fr. 50

RELIQUET. **Traité des opérations des voies urinaires.** 1 vol. in-8 de 820 pages, avec figures dans le texte. 1870. Le vol. cart. en toile. 11 fr.
Ouvrage couronné par l'Académie de médecine.

REVILLIOD. **Étude sur la variole.** In-8 de 38 pages et 1 tableau. 1 fr. 50

RIANT (A.), professeur d'hygiène, médecin à l'École normale du département de la Seine, etc. **Leçons d'hygiène,** contenant les matières du programme officiel adopté par le ministre de l'instruction publique pour les lycées et les écoles normales. 1 beau vol. in-12. 1873. . . . 6 fr.

RIGAUD (Émile). **Examen clinique de 396 cas de rétrécissement du bassin observés à la Maternité de Paris de 1860 à 1870.** In-8 de 143 pages. . . . . 3 fr.

RICORD, chirurgien de l'hôpital du Midi, membre de l'Académie de médecine, etc. **Leçons sur le chancre,** professées à l'hôpital du Midi, recueillies et publiées par le docteur A. Fournier, suivies de notes et pièces justificatives et d'un formulaire spécial. 2ᵉ édition, revue et augmentée Paris, 1860. 1 vol. in-8 de 549 pages. . . . . 7 fr.

RIZZOLI. **Clinique chirurgicale.** Mémoire de chirurgie et d'obstétrique. Ouvrage traduit par le docteur Andreini. 1 vol. in-8 avec 103 figures intercalées dans le texte. 1872. . . . . 12 fr.

ROBIN. **Travaux de réforme dans les sciences naturelles et médicales, etc.** Tome Iᵉʳ. Fascicules 1 et 2. Prix de chacun. . . . 2 fr. 50
Tome II, 1ᵉʳ fascicule. . . . . 1 fr. 75

ROGER et DAMASCHINO. **Recherches anatomo-pathologiques sur la paralysie spinale de l'enfance** (paralysie infantile). In-8 de 51 pages et 4 planches. . . . . 3 fr. 50

ROMMELAERE. **De la pathogénie des symptômes urémiques.** Étude de physiologie pathologique. In-8 de 80 pages avec 2 planches. 2 fr. 50

ROALDÈS (De). **Des fractures compliquées de la cuisse par armes à feu** In-8. 1871. . . . . 2 fr.

ROUBAUD (Félix). **Les eaux minérales dans le traitement des affections utérines.** In-12 de 190 pages. 1870. . . . . 2 fr. 50

ROUDANOWSKY. Études photographiques sur le système nerveux de l'homme et de quelques animaux supérieurs, d'après les coupes de tissu nerveux congelés. In-8 de 64 pages, avec atlas in-folio de XVI planches contenant 165 photographies. *Deuxième édition, revue et corrigée.*. 1870. . . . . 170 fr.

Le texte se vend séparément. . . . . 5 fr.

Demi-reliure maroquin de l'atlas in-folio, monté sur onglets. 10 fr.

ROUGE, chirurgien de l'hôpital cantonal de Lausanne. **L'uranoplastie et les divisions congénitales du palais.** In-8, avec figures intercalées dans le texte. 1870. . . . . 5 fr.

ROUVILLE (PAUL DE). Session de la Société géologique de France à Montpellier (octobre 1868). Compte rendu. In-8 de 154 pages, avec 21 planches. . . . . 7 fr.

ROUYER. Études médicales sur l'ancienne Rome. Les bains publics de Rome, les magiciennes, les philtres, etc,; l'avortement, les eunuques, l'infibulation, la cosmétique, les parfums, etc. Paris, 1859. 1 volume in-8. . . . . 5 fr. 50

SAINT-VEL, ancien médecin civil à la Martinique. **Traité des maladies intertropicales.** 1 vol. in-8 de 524 pages. Paris, 1868. . . . 7 fr.

SAINT-VEL. Hygiène des Européens dans les climats tropicaux, des créoles et des races colorées dans les pays tempérés. 1 vol. in-12. 1872. Prix. . . . . 5 fr.

SAISON. Diagnostic des manifestations secondaires de la syphilis sur la langue. In-8. 1 fr. 50

SAPPEY, professeur d'anatomie à la Faculté de médecine de Paris, etc. **Traité d'anatomie descriptive,** avec figures intercalées dans le texte. *Deuxième édition,* entièrement refondue. Tome Ier : OSTÉOLOGIE et ARTHROLOGIE. 1 vol. in-8 avec 226 figures. — Tome II : MYOLOGIE et ANGIOLOGIE. 1 vol. avec 204 figures noires et coloriées. — Tome III : NÉVROLOGIE et ORGANES DES SENS. 1 vol. in-8, avec 504 figures.

Prix des tomes I, II et III . . . . 56 fr.

Tome IV, 1re partie. Splanchnologie, avec figures. . . . 6 fr.

— 2e partie. Embryologie, avec figures. (*Sous presse.*)

SCAGLÍA. Des différentes formes de l'ovarite aiguë. In-8 de 116 pages. 1870. Prix. . . . . 2 fr.

SENTEX. Étude statistique et clinique sur les positions occipito-postérieures. In-8 de 150 pages. 1872. . . . . 5 fr. »

SERRE. Classification clinique des tumeurs. In-8 de 130 pages. 5 fr. »

SERVAJAN. De l'aquapuncture. In-8 de 56 pages. . . . . 1 fr. 50

SILHOL. **Pièces et documents sur la dernière peste languedocienne de 1721-22, suite de celle de Marseille.** In-8. . . . . . . 2 fr. 50

SOLARI. **Traité pratique des maladies vénériennes.** 2ᵉ édition. 1 vol. in-12 avec planches coloriées. 1868. . . . . 6 fr.

SOULIGOUX. **De la durée du traitement thermal à Vichy.** In-8 de 15 pages. . . . . 50 c.

SOYRE (DE), chef de clinique, à l'hôpital de la Clinique d'accouchements. **Etude historique et critique sur le mécanisme de l'accouchement spontané.** In-8 de 210 pages. 1869. . . . . 3 fr.

STANESCO. **Recherches cliniques sur les rétrécissements du bassin** basées sur 414 cas observés à la clinique d'accouchements de Paris pendant seize ans. In-8 de 120 pages et 16 tableaux. 1869. . . . 4 fr.

STAUB. **Traitement de la syphilis par les injections hypodermique de sublimé à l'état de solution chloro-albumineuse.** In-8 de 100 pages. 1872. Prix. . . . . 2 fr.

SUCHARD. **De l'expression utérine appliquée au fœtus.** In-8 de 83 pages. 1872. . . . . 2 fr.

SUCQUET. **De l'embaumement chez les anciens et chez les modernes. et des conservations pour l'étude de l'anatomie.** 1 vol. in-8. 5 fr.

TACHARD. **De l'électricité appliquée à l'art des accouchements.** In-8. . . . . 1 fr. 50

TAMIN-DESPALLES. **Alimentation du cerveau et des nerfs.** 1 vol. in-8 avec 3 planches. 1872. . . . . 7 fr.
Cartonné. . . . . 8 fr.

TARDIEU. **Huitième ambulance de campagne de la Société de secours aux blessés (campagnes de Sedan et Paris. 1870-71).** Rapport historique médical et administratif. In-8 de 107 pages. . . . . . 2 fr.

TARNOWSKY. **Aphasie syphilitique.** In-8 de 131 pages. . . . 3 fr.

TASSET. **Nouvelles considérations pratiques sur le typhus, la fièvre jaune, les fièvres intermittentes pernicieuses paludéennes et la verrue péruvienne.** In-8 de 64 pages. . . . . 2 fr.

THOMPSON. **Traité des maladies chroniques,** traduit de l'anglais. In-12 de 72 pages. 1 fr.

TOUTAIN. **Nouvelle méthode d'application de l'électricité pour la guérison des maladies.** 1 vol. in-12 de 352 pages. 1870. . . . 5 fr.

TROELTSCH (DE). **Traité pratique des maladies de l'oreille,** traduit de l'allemand sur la 4ᵉ édition (1868), par les docteurs A. Kuhn et D. M. Levi. 1 vol. in-8 de 560 pages, avec figures dans le texte. 1870. Le volume cartonné en toile. . . . . 8 fr. 50

TROUSSEAU, professeur de la Faculté de médecine de Paris, etc. Conférences sur l'empirisme. Paris, 1862. In-8 de 58 pages. 1 fr. 50

VALCOURT (DE). Les institutions médicales aux États-Unis de l'Amérique du Nord. Rapport présenté à Son Exc. le ministre de l'instruction publique le 2 novembre 1868. 1 vol. in-8. Paris, 1869. . . . 5 fr.

VALCOURT (DE). Impressions de voyage d'un médecin. Londres, Stockholm, Pétersbourg, Moscou, Nijni-Novgorod, Méran, Vienne, Odessa. In-8 de 48 pages. . . . . 1 fr. 50

VAURÉAL (DE). Étude d'hygiène. De l'aguerrissement des armées : palestrique, entraînement, hygiétique somascétique. 1 vol. in-12 de 186 pages. 1869. . . . . 2 fr.

VELPEAU, clinique chirurgicale de la Charité. Leçons sur le diagnostic et le traitement des maladies chirurgicales, recueillies et rédigées par A. Regnard, interne des hôpitaux, revues par le professeur. In-8 de 60 pages. Paris, 1866. . . . . 1 fr. 50

VERDUN. Essai sur la diurèse et les diurétiques. In-8 de 67 pages et 1 planche. 1871. . . . . 1 fr. 75

VERWAEST. Étude générale et comparative des pharmacopées d'Europe et d'Amérique. In-8 de 90 pages et 1 tableau. . . . 2 fr. 50

VÉTAULT. Considérations étiologiques sur l'hydrocèle des adultes. In-8 de 62 pages. 1872. . . . . 1 fr. 50

VILLARD. Du hachisch. Étude clinique, physiologique et thérapeutique. 1872. . . . . 2 fr.

VILLARD. Étude sur le cancer primitif des voies biliaires. In-8. 1871. Prix. . . . . 1 fr. 50

VISCA. Du vaginisme. In-8 de 148 pages. . . . . 2 fr. 50

VOYET. De quelques observations de thoracentèse chez les enfants. In-8 de 100 pages 1870. . . . . 2 fr.

WATELET. De la ponction de la vessie à l'aide du trocart capillaire et de l'aspiration pneumatique. In-8 de 46 pages et 2 planches. 1 fr. 50

WEBER. Des conditions de l'élévation de la température dans la fièvre. In-8 de 80 pages. 1872. . . . . 2 fr.

WECKER et JÆGER. Traité des maladies du fond de l'œil. 1 vol. in-8, accompagné d'un atlas de 29 planches en chromolith. 1870. . 55 fr.

WECKER, médecin-oculiste de la maison Eugène-Napoléon, professeur de clinique ophthalmologique, etc. Traité théorique et pratique des maladies des yeux. 2e édition revue et augmentée, accompagnée d'un grand nombre de figures dans le texte et planches lithographiées. 2 forts vol. in-8 avec un joli cartonnage en toile. 1868-69. . . . . 26 fr.

WILLIÈME. Des dyspepsies dites essentielles. Leur nature et leurs transformations, théorie et pratique. 1 v. in-8 de 620 pag. 1868.   8 fr.

WOILLEZ. Traité clinique des maladies aiguës des organes respiratoires. 1 vol. in-8 de 700 pages, avec 93 figures intercalées danc le texte et 8 planches en chromolithographie. 1871. Broché. . . . . 13 fr.
    Cartonné. . . . . 14 fr.

Bulletins de la Société anatomique de Paris. Anatomie normale, anatomie pathologique, clinique. Abonnement à l'année courante. 1 vol. in-8. . . . . 7 fr. 50

Comptes rendus des séances et Mémoires de la Société de biologie. Abonnement à l'année courante. 1 vol. in-8 avec figures coloriées. 7 fr.

Journal d'oculistique et de chirurgie. Revue mensuelle publiée sous la direction du Dr Faxo. Prix de l'abonnement. . . . . 6 fr.

Revue photographique des hôpitaux de Paris. Abonnement à l'année courante. 1 vol. in-8 avec 56 photographies. . . . . 20 fr.

— Année 1869. Grand in-8 de 192 pages avec 56 photographies et figures dans le texte. Relié en 1 vol. demi-chagrin non rogné et doré en tête. . . . . 25 fr.

— Année 1870. Grand in-8 de 256 pages avec 52 photographies et figures intercalées dans le texte. Relié. . . . . 25 fr.

— Année 1871. Grand in-8 de 320 pages et 56 photographies. Relié Prix. . . . . 25 fr.

— Année 1872. Grand in-8 de 420 pages et 56 photographies.   25 fr.

SOUS PRESSE POUR PARAITRE PROCHAINEMENT

Clinique chirurgicale. Leçons faites à l'Hôpital des cliniques, par Léon Labbé, professeur agrégé, chirurgien de l'hôpital de la Pitié. 1 vol. in-8.

Clinique médicale de l'Hôtel-Dieu, par Noël Guéneau de Mussy. 2 vol. in-8.

Manuel de pathologie et de chirurgie de l'appareil urinaire, par le docteur Mallez. 1 vol. in-8 avec figures et planches en chromolithographie.

Traité des maladies du larynx et des régions circonvoisines visibles au laryngoscope, par le docteur Charles Fauvel. 1 vol. in-8 avec planches coloriées.

Études cliniques sur la paralysie générale, par le docteur Magnan, médecin de l'asile Sainte-Anne. 1 vol. in-8.

Traité de médecine légale, par le docteur Bergeron (Georges), professeur agrégé à la Faculté de médecine de Paris. 1 vol. in-8 avec planches.

PARIS. — IMP. SIMON RAÇON ET COMP., RUE D'ERFURTH, 1.